W0192672

PRO & CONTRA
CORONA-IMPFUNG

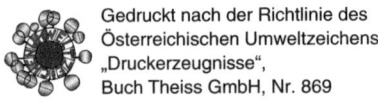

Gedruckt nach der Richtlinie des
Österreichischen Umweltzeichens
„Druckerzeugnisse",
Buch Theiss GmbH, Nr. 869

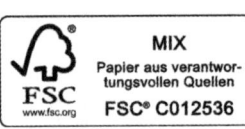

MIX
Papier aus verantwor-
tungsvollen Quellen
FSC® C012536

Univ. Prof. Dr. Herwig Kollaritsch
im Gespräch mit Dr Silvia Jelincic:
Pro & Contra Corona-Impfung
Alle Rechte vorbehalten

© 2020 edition a, Wien
www.edition-a.at

Cover und Gestaltung: Isabella Starowicz

Gesetzt in der Premiera
Gedruckt in Österreich

1   2   3   4   5   —   24   23   22   21   20

ISBN 978-3-99001-511-7

Redaktionsschluss für dieses Buch war der
1. Dezember 2020. Es basiert auf den zu diesem
Zeitpunkt vorliegenden Daten & Fakten über die
COVID-19-Impfungen. Es wird gegebenenfalls
laufend aktualisiert. Bitte informieren Sie sich
über aktualisierte Neuauflagen unter

www.edition-a.at

edition a

Pro & Contra

CORONA IMPFUNG

Tipps für die persönliche Impfentscheidung

Univ. Prof. Dr.
Herwig Kollaritsch

im Gespräch mit Dr. Silvia Jelincic

INHALT

Die Autoren und der Verlag übernehmen keinerlei Gewähr für die Aktualität, Richtigkeit und Vollständigkeit der Informationen in diesem Buch. Haftungsansprüche, welche sich auf Schäden materieller oder ideeller Art beziehen, die durch die Nutzung oder Nichtnutzung der dargebotenen Informationen bzw. durch die Nutzung fehlerhafter und unvollständiger Informationen verursacht wurden, sind grundsätzlich ausgeschlossen, sofern seitens der Autoren oder des Verlages kein nachweislich vorsätzliches oder grob fahrlässiges Verschulden vorliegt.

Univ.-Prof. Dr. Herwig Kollaritsch spendet das ihm im Rahmen der Publikation dieses Buches zustehende Autorenhonorar in voller Höhe an die Kindernothilfe (www.kindernothilfe.at).

Klarheit über die Vor- und Nachteile der Corona-Impfung

Vorwort von Dr. Silvia Jelincic

Vor mehr als 200 Jahren, um das Jahr 1800, erkrankten mehr als 3.000 Menschen in Wien an den lebensgefährlichen Pocken, darunter besonders viele Kinder. Kaiserin Maria Theresia verlor drei ihrer Kinder an diese Krankheit, auch sie selbst hatte sich bereits 1767 mit dem Virus infiziert, aber überlebt.

Etwa zu diesem Zeitpunkt entwickelte der englische Arzt Edward Jenner die sogenannte Kuhpockenimpfung, eine Form von Impfung, die mit unserem heutigen medizinischen Wissen keine Chance auf Zulassung mehr hätte. Jenner hatte beobachtet, dass Kühe eine für Menschen ungefährliche Form der Pocken bekamen. Erkrankten Menschen an Kuhpocken, waren sie danach auch immun gegen die schwerere Form der sogenannten »Menschenpocken«.

Maria Theresia errichtete daraufhin am Wiener Rennweg ein Impfzentrum. Am 10. Dezember 1800 ließen sich dort massenweise Wiener impfen, mit Hilfe einer von dem holländischen Arzt Jan Ingen-Housz entwickelten Hautritz-Methode: Ingen-Housz war auf die Idee gekommen, die Haut einzuritzen und Menschen so mit dem Kuhpocken-Virus zu infizieren. Der Begriff Vakzination, der für die Erzeugung einer Unempfindlichkeit des Organismus gegenüber Krankheitserregern mittels Impfstoff steht, leitet sich deshalb von dem lateinischen Wort »vacca« für Kuh ab.

In den vier Jahren danach starben in Wien jährlich etwa fünf Kinder an Pocken. Das war noch immer tragisch, doch davor waren es 500 gewesen. Die Pocken gab es auch weiterhin, in Wien und weltweit. Medizinhistoriker glauben, das habe mit einer Impfmüdigkeit zu tun, die sich in der Bevölkerung breitmachte, sobald die Krankheit etwas zurückging. Erst im Jahr 1980 erklärte die Weltgesundheitsorganisation (WHO), dass das Pockenvirus als bisher einzige Krankheit weltweit durch eine Impfung völlig ausgerottet wurde.

Interessant dabei ist, dass die Bevölkerung zur Zeit Maria Theresias von Anfang an äußerst emotional und bisweilen irrational über die Impfung und ihre Wirkungen diskutierte. Was passiert da mit uns? Welche Interessen stehen wirklich dahinter? Schadet die Impfung womöglich mehr als sie nutzt? Gleichzeitig kursierten wilde Gerüchte über den Impfstoff. Die Bevölkerung war beunruhigt. Gab es Impf-Risiken, die Maria Theresia und ihr Gesundheitspersonal wissentlich verschwiegen? Ab 1876 erschien eine regelmäßige Zeitschrift der Impfgegner. 1901 entstand ein Verein impfgegnerischer Ärzte.

Der Staat unternahm viel, um die Bevölkerung zu Impfungen oder auch zu Impf-Auffrischungen zu motivieren. Für Militärangehörige, Häftlinge, Schul- und Waisenkinder gab es sogar eine mit Geldstrafen geahndete Impfpflicht. Hebammen sollten Schwangere aufklären und zum Impfen ermutigen. Eltern bekamen bei der Taufe Briefe, in denen von der Bedeutung der Impfung die Rede war. Ärzte, die besonders viel impften, bekamen zur Belohnung 200 Gulden und ihre Namen wurden lobend in der *Wiener Zeitung* genannt. Es sah tatsächlich so aus, als würde der Staat die Bevölkerung bevormunden und manipulieren wollen.

Zu den Kritikern gehörten auch prominente Persönlichkeiten wie der Philosoph Immanuel Kant. Er glaubte, der Impfstoff übertrage tierische Charakterzüge auf den Menschen. Auch der

Klerus hatte Bedenken. Ein solcher Eingriff in den menschlichen Organismus verstoße gegen die göttliche Ordnung, argumentierte er. Beides wird aus dem damaligen Zeitgeist verständlich, denn die Aufklärung, die das rationale Denken in der Wissenschaft stärkte, war damals noch vergleichsweise jung.

Tradition der Irrationalität

Der damalige medizinische Entwicklungsstand beziehungsweise die damalige Impf-Praxis lassen sich mit heutigen Standards nicht vergleichen. So etwa hatten die damaligen Ärzte keine Ahnung von den Ursachen der Infektionskrankheiten, gegen die sie antraten. Die sogenannten Koch'schen Postulate, mit denen Ursache und Wirkung in der Beziehung zwischen einem Parasiten und seinem Wirt nach bestimmten Regeln nachvollziehbar und experimentell überprüfbar und abgrenzbar wurden, gab es damals noch nicht.

Selbst als diese Postulate in der Medizin Einzug hielten, ab dem Jahr 1890, existierten wichtige Erkenntnisse der modernen Infektologie, etwa über Viren und symptomfreie Krankheitsüberträger, noch nicht. »Good Manufacturing Practice« und »Good Clinical Practice«, beides Regelwerke, nach denen heute medizinische beziehungsweise pharmazeutische Produkte hergestellt werden, waren ebenfalls noch nicht geschrieben.

Der französische Chemiker, Physiker, Biochemiker und Mitbegründer der medizinischen Mikrobiologie Louis Pasteur verwendete bei seinen ersten Tollwutimpfungen noch getrocknetes Kaninchen-Rückenmark. Heute eine grauenvolle Vorstellung, die Impfung hatte oftmals schwere Nebenwirkungen.[1] Selbst die sechzig Jahre alte ursprüngliche Schluckimpfung gegen Kinderlähmung (Poliomyelitis, auch kurz Polio genannt) bekäme heute vermutlich keine Zulassung mehr, weil sie in einem von 400.000 Fällen nicht vor Kinderlähmung schützte, sondern diese schlimme Krankheit auslöste.[2] In beiden Fällen war aber der Nutzen für die Bevölkerung trotz dieser Nebenwirkungen vielfach höher: Polio steht heute ganz knapp vor der Ausrottung.

Kurz gesagt: Die Ärzte und Wissenschaftler zur Zeit Maria Theresias wussten selbst nicht, warum etwas funktionierte, wenn es funktionierte. Verglichen mit dem heutigen medizinischen Fachwissen, den heutigen Möglichkeiten und den heutigen Verfahren herrschte damals also noch eine Art medizinische Steinzeit, und umso unbegreiflicher war das alles der Bevölkerung.

Doch eines lässt sich sehr wohl vergleichen: Die Emotionalität und die Irrationalität, mit der die Impfdiskussion geführt wird, die Brandreden und die Beschwörungen der Befürworter, die auf die Behauptungen der Zweifler stoßen, bis niemand mehr Fakten von Fake News und begründete Zweifel von Verschwörungstheorien unterscheiden kann.

Eingriff in die körperliche Integrität

Dieser heftige und oft wenig zielführende Diskussionsstil beider Seiten ist nur zu verständlich. Denn sobald Ärzte Maßnahmen setzen, die sich auf die körperliche Integrität eines Menschen auswirken, wie bei Impfungen, bei denen dieser Mensch nicht einmal einen aktuellen Leidensdruck hat, geht das tief ins Menschliche und ruft Bedenken und in der Folge Skepsis hervor.

Dazu trägt auch noch bei, dass trotz der umfangreichen Forschungsarbeiten zum Thema Impfen eine neue Art der Unwissenheit entstanden ist. Als Folge einer immer komplexer werdenden Medizin liegen inzwischen zu viele Informationen über teilweise zu schwer nachvollziehbare medizinische und biologische Phänomene vor. Wer sich näher mit dem aktuellen wissenschaftlichen Stand bei Impfungen befassen will, stößt rasch auf eine Vielzahl von Informationen, die Laien kaum noch interpretieren und einordnen können.

Dem gegenüber stehen die Impf-Entwickler der Pharmafirmen und universitäre Forscher, die dieses Wissen entwickeln, sich von der Bevölkerung unverstanden fühlen und im Ton und ihrer Kommunikationsstrategie zu gelegentlich fragwürdigen Mitteln greifen, ihre Überzeugungen durchzusetzen.

Am Ende bleiben dann immer zwei Dinge: Auf der einen Seite die Frage, ob Politik, Pharmaindustrie und Ärzte zur Profitmaximierung für die Industrie oder auch aus der altruistischen Ambition, über eine Impfung die Gesundheit möglichst vieler Individuen zu schützen, tatsächlich nennenswerte Nachteile von Impfungen verschweigen oder das Wissen darüber sogar aktiv unterdrücken. Auf der anderen Seite die Sorge, bei der eigenen Impfentscheidung ein Opfer falscher Behauptungen, verzerrter Informationen und irregeleiteten Alarmismus' zu werden.

Es ist offensichtlich, dass in der Impfdebatte vieles mit vielem vermischt wird, das so nicht zusammenhängt. Das zeigt zum Beispiel etwas, das die Wissenschaft »Hintergrundinzidenz« nennt. Sie bedeutet, dass bei Geimpften zwar Probleme auftreten können, die gleichen Probleme aber auch in gleicher Häufigkeit bei Nicht-Geimpften auftreten, nur dass sie dort weniger genau beobachtet werden.

Um es am Beispiel der Hepatitis-B-Impfung zu erklären: Als es bei der Impfung französischen Gesundheitspersonals gleichzeitig zu mehreren Fällen von Multipler Sklerose (MS) in der 3. Lebensdekade kam, wollte sich niemand mehr impfen lassen. Wie sich herausstellte, war die Koinzidenz, also die Häufigkeit von MS-Fällen in der ungeimpften Bevölkerung der gleichen Altersgruppe, genau so groß.[3] Der Zusammenhang bestand also gar nicht. Dennoch lehnen noch heute siebzig Prozent der Franzosen die Hepatitis-B-

Impfung ab, während das nur dreißig Prozent der Deutschen tun.

Die ständig laufende Impf-Diskussion geht auch noch mit einem anderen Dilemma einher: Schlechte Nachrichten verbreiten sich besonders schnell. Das ist ein evolutionär geprägtes Phänomen, das der Menschheit jahrtausendelang beim Überleben half. Und Tatsache ist, dass es bei Impfungen naturgemäß auch schlechte Nachrichten geben kann. »Wenn behauptet wird, dass eine Substanz keine Nebenwirkung zeigt, so besteht der dringende Verdacht, dass sie auch keine Hauptwirkung hat«, formulierte bereits der deutsche Pharmakologe Gustav Kuschinsky (1904 bis 1992).

Wenn es um dokumentierte und kommunizierte Nebenwirkungen geht, ist das nicht so schlimm. Problematisch wird es, wenn die schlechte Nachricht in Form eines Gerüchtes daherkommt, das durchaus auch einen Kern Wahrheit enthalten kann. Dann tut sich die Wissenschaft oft schwer, dem mit klaren Ansagen entgegenzutreten. Bis sie über so ein Gerücht verlässlich sagen kann »ja, da ist was dran«, oder »nein, hier besteht kein Zusammenhang«, können Monate oder sogar Jahre vergehen und die dafür nötigen Forschungen können kostspielig oder in einem vernünftigen Rahmen gar nicht machbar sein.

Die ganze große Verwirrung hat zwei entscheidende Nachteile. Die sachlichen und wissenschaftlich abgesicherten Argumente für und gegen Impfungen gehen unter. Es bleibt dann oft eine prinzipielle Ablehnung vieler Menschen von etwas, das sich, wenn es gut gemacht und richtig eingesetzt ist, als eine der großen Errungenschaften der Menschheit zu ihrem Schutz vor Epidemien betrachten lässt, denen sie davor wehrlos ausgeliefert war. Richtig wäre es vielmehr, wenn alle Menschen auf Basis des vorliegenden Wissens unvoreingenommen ihre persönliche, von individuellen Lebenssituationen und Bedarfslagen geprägte Entscheidung für oder gegen eine Impfung treffen könnten.

Ich betreibe eine Blogging-Plattform und sehe durch die leidenschaftlichen Posts zum Thema Impfungen jeden Tag, dass es kaum noch möglich ist, über dieses Thema zu schreiben. Es ist manchmal geradezu erschreckend, wie hier die Meinungen in den im Tonfall meist ohnedies nicht zimperlichen Online-Diskussionen aufeinanderprallen. Als Chefredakteurin besteht meine Aufgabe auch darin, bei Diskussionen einzugreifen, wenn sie zu hitzig und vielleicht sogar beleidigend werden, doch wenn es ums Impfen geht, ist das schwierig. Hier wird auch die Mediatorin verprügelt, und zwar von beiden Seiten. Einfach dafür, dass sie zu vermitteln versucht.

Auch abseits meiner Plattform habe ich Erfahrungen mit der Irrationalität der Impfdebatte gemacht, und zwar private. Ich selbst bin an der Medizinischen Universität im Wiener Allgemeinen Krankenhaus Teil eines Forschungsprogrammes für Autoimmunkranke, weil die Ärzte während einer Schwangerschaft bei mir Lupus-Antikoagulans feststellten, eine Autoimmunerkrankung. Das ist keine sonderlich schlimme Sache und beeinträchtigt die Lebensqualität zum Glück nicht, außer bei einer Schwangerschaft, da spielt der Körper verrückt.

Ein Arzt meinte, dass meine Erkrankung nicht genetisch bedingt sei. Woher kommt sie dann? Seine Antwort auf diese Frage gab mir zu denken. »Ernährung, Stress, vielleicht ein Impfschaden, wir wissen es nicht und werden es nie erfahren«, sagte er. Also bohrte ich weiter. Ich wollte wissen, wieso meiner Erkrankung ein Impfschaden zugrunde liegen könnte. Er meinte, dass man es eben nicht ausschließen könne und dass sich vieles erst lange Zeit später bemerkbar mache – aber laut dürfe man das natürlich nicht sagen.

Was bedeutete dieses »nicht laut sagen dürfen«? Ich konnte es nur so interpretieren, dass die Fundamentalisten unter den Impfbefürwortern eine Art Meinungsdiktatur errichtet hatten, ebenso wie sich die Fundamentalisten unter den Gegnern in einer Festung aus Verschwörungstheorien verschanzten.

Ein klärendes Gespräch

Was tun? Das fragte ich mich. Was tun, gerade jetzt, in einer Zeit, in der Impfungen gegen ein Virus auf den Markt kommen, ein Virus, das die ganze Welt in Atem hält und ungezählte tragische Schicksale produziert, aus medizinischen ebenso wie aus wirtschaftlichen und sozialen Gründen? Woran sollen wir uns orientieren, wenn wir, jeder für sich, eine persönliche Impf-Entscheidung treffen und mit unseren Freunden und Verwandten darüber reden und sie wohlmeinend beraten wollen? Welche der im Raum stehenden Vorteile sind abgesichert, welche Risiken bestehen tatsächlich und für wen, welche Nachteile haben diese Impfungen, die in so verblüffend kurzer Zeit möglich wurden und noch dazu Impf-Arten sind, die bisher noch nie breitenwirksam eingesetzt wurden?

Ich wandte mich an einen Wissenschaftler, der sich seit vierzig Jahren so intensiv wie kaum ein anderer mit dem Impfen befasst. Er ist Spezialist für Impfstoffe und verfasste im Lauf seiner Karriere unter anderem 400 wissenschaftliche Artikel und Publikationen. Etwa 600.000 Impfungen führte er mit eigener Hand durch und er war bei der Entwicklung eines Tollwut-Impfstoffes dabei, der auf RNA-Basis funktioniert, genau wie die beiden derzeit am weitesten fortgeschrittenen COVID-19-Impfstoffe. Er verfügt über einen praktischen und theoretischen Hintergrund, der ihm hilft, Informationen über diese Impfstoffe richtig einzuordnen. Er weiß, wie sie gemacht werden.

Die Rede ist von Prof. Dr. Herwig Kollaritsch. Er studierte in Wien Medizin und spezialisierte sich auf Reisemedizin, Impfwesen, Epidemiologie und Mikrobiologie. Er ist Mitglied des nationalen österreichischen Impfgremiums (NIG) am Bundesministerium für Arbeit, Soziales, Gesundheit und Konsumentenschutz des österreichischen Corona-Beraterstabes. Er war maßgeblich am Aufbau des Fachgebietes »Reisemedizin« in Österreich beteiligt und betreibt mit Kollegen das Unternehmen *medEXC!TE*, das sich um die Fortbildung für Mediziner, Apotheker und diplomiertes Pflegepersonal kümmert. Er veröffentlichte neben seinen wissenschaftlichen Arbeiten bisher 18 Bücher und mehr als vierzig internationale Buchbeiträge.

Die epidemiologischen Vorteile einer Impfung, also die durch sie bedingten Möglichkeiten, das COVID-19-Virus in der Bevölkerung und in den Risikogruppen zurückzudrängen, sind für ihn unbestritten. »Es gibt keine Therapie gegen das SARS-Coronavirus. Ohne Impfung stehen wir ihm vollkommen nackt gegenüber«, sagt er.

Die epidemiologische Sicht hat nicht unbedingt etwas mit unseren persönlichen Impfentscheidungen zu tun. Kollaritsch hat seine dennoch ebenfalls zugunsten der Impfung getroffen.

Er selbst hätte im Spätsommer damit noch zugewartet, doch inzwischen lägen genug Informationen für eine persönliche Risiko-Nutzen-Abwägung vor, erzählte er mir. Bei ihm, er ist Jahrgang 1956, ging sie zugunsten des Nutzens aus. Das heißt, er ist aus beiden Perspektiven, aus der epidemiologischen und aus der persönlichen, ein Impfbefürworter.

Kollaritsch, dem die Begeisterung für sein Fach bei jedem Wort anzumerken ist, ist nicht nur eine unbestrittene Koryphäe. Er gilt auch als Wissenschaftler mit Ecken und Kanten, der sich kein Blatt vor den Mund nimmt. Er glaubt, dass eine sachliche Diskussion sowohl über die Vorteile als dezidiert auch über die Nachteile und die ethischen Grundfragen von Impfungen die beste Chance ist, Menschen zu einem offenen Zugang zum Thema zu bewegen. Schließlich weiß auch er: Keine Wirkung ohne Nebenwirkung, und wer die Nebenwirkungen verschweigt, trägt erst recht zur allgemeinen Verwirrung und Verunsicherung bei. »Alles, was ich erreichen will, ist, dass möglichst viele Menschen rational statt emotional entscheiden«, sagte er ganz am Ende unserer Gespräche zu mir.

Dieses Buch ist das Ergebnis dieser Gespräche, die ich mit Prof. Dr. Herwig Kollaritsch führte, über die Vorteile einer COVID-19-Impfung, aber eben auch über mögliche Nachteile der bisher vorgestellten Impfungen. Ich hoffe, dass Sie darin nützliche Tipps für die auch für Sie bestimmt nicht einfache Entscheidung für oder gegen eine Impfung finden und wünsche Ihnen eine spannende und informative Lektüre!

Mag. Dr. Silvia Jelincic, MA,
November 2020

RNA-Impfung: Was ist das überhaupt?

Vielleicht können Sie sich noch aus Ihrer Schulzeit daran erinnern: Die RNA (zu deutsch eigentlich RNS für Ribonukleinsäure) trägt verkürzt gesagt dazu bei, dass sich die in den Genen gespeicherte Erbinformation in Proteine verwandelt. Proteine haben in unseren Zellen die vielfältigsten Funktionen, es gibt zum Beispiel Speicherproteine oder Transportproteine. Die RNA enthält quasi immer den Bauplan dafür. Die sogenannten Ribosomen – das sind vor allem aus Ribonukleinsäuren und Proteinen bestehende, für den Eiweißaufbau wichtige kleinen Zellorganellen – lesen die RNA ab und produzieren danach die dementsprechenden Proteine.

Diesen Ribosomen ist es egal, welche RNA wir ihnen zum Ablesen vorsetzen. Sie funktionieren wie Fabriken. Je nachdem, welche Baupläne sie hereinbekommen, produzieren sie das Endprodukt. Genau das machte sich die medizinische Forschung bei der Entwicklung von RNA-Impfstoffen zunutze. Diese Impfstoffe geben den Ribosomen RNA-Stücke zum Ablesen, die nicht aus der menschlichen Zelle selbst stammen, sondern von einem fremden Protein, das im Körper die Bildung von Antikörpern gegen sich selbst bewirkt. So ein fremdes Protein heißt in der Fachsprache Antigen. Ein COVID-19-RNA-Impfstoff legt den Ribosomen also quasi den Bauplan für das berühmte »Spike«-Protein des COVID-19-Virus vor, und zwar nicht nur für den Teil, mit dem das Protein an die Zelle andockt, sondern für das ganze Ding.[4]

In der Zelle gibt es Strukturen, die sofort erkennen, dass die Ribosomen eine fremde RNA abgelesen haben und das Immunsystem alarmieren. Kaum haben die Ribosomen das daraus resultierende Protein hergestellt, wird es an die Oberfläche der Zelle transportiert und dem Immunsystem präsentiert. Das Immunsystem wird aktiv und produziert von sich aus Antikörper, um das hausgemachte Virusprotein zu vernichten.

Eine andere Art der Impfstoffproduktion (sogenannte Vektoren-Impfstoffe) verwenden harmlose Viren als Transporteure für Antigene »bösartiger« Erreger, täuschen also dem Immunsystem den Angriff eines gefährlichen Erregers vor, ohne eine Krankheit auszulösen.[5] In manchen Fällen verwenden wir auch abgetötete Erreger oder rekombinant (künstlich) hergestellte Teile von Erregern.

Eine RNA-Impfung hingegen liefert dem Körper einfach den Bauplan für ein Antigen und sagt vereinfacht: Schau her! So sieht er aus. Bau ihn bitte selbst. Und genau das tut der Körper auch.

Fazit: Bei einer RNA-Impfung passiert im Grunde genau dasselbe wie bei anderen Impfungen auch: Sie bringt ein Antigen in den Körper und regt damit das Immunsystem dazu an, Antikörper zu produzieren. Der wesentliche Unterschied besteht darin, wie das Antigen in den Körper gelangt. Während es andere Impfungen dem Körper einfach zuführen, sorgt die RNA-Impfung dafür, dass er es selbst produziert. Die beiden am schnellsten entwickelten COVID-19-Impfstoffe der Hersteller *Pfizer/Biontech* und *Moderna* sind in diesem Punkt und auch im Hinblick auf das, was sie können, fast identisch.

Starke Immun-Abwehr

Ein Vorteil der RNA-Impfstoffe besteht darin, dass sie die angeborene Immunabwehr besser aktivieren als herkömmliche Impfstoffe. Die Methode hat aber auch einen Nachteil: Gerade im Rahmen dieser besonders kräftigen Immunantwort des Körpers produzieren die Zellen auch viele Botenstoffe. Einige dieser Botenstoffe fördern Entzündungen oder haben andere systemische Auswirkungen. Mit wissenschaftlichen Worten ausgedrückt klingt das so: RNA-Impfungen können durchaus »reaktogener« sein als herkömmliche Impfstoffe.[6]

Bei den gängigen Erklärungen von RNA-Impfungen kommt es in diesem Punkt häufig zu Missverständnissen. Es heißt dann, diese Impfungen würden besonders viele Nebenwirkungen haben. Doch das stimmt so nicht. Es handelt sich hier nicht um ungeplante beziehungsweise unerwartete und potenziell gefährliche Nebenwirkungen, wie es plötzlich auftretende Abszess-Bildungen oder etwa Gehirnhautentzündungen wären, sondern um natürliche, im Rahmen des Antikörperbildungsprozesses auftretende Begleiterscheinungen der Impfungen.

Was immer in unserem Körper eine Immunantwort provoziert, ein Schnupfenvirus zum Beispiel, sorgt ebenfalls für die Ausschüttung dieser Botenstoffe. Wenn wir einen Schnupfen bekommen, dann ist das dazugehörige Fieber ein Ausdruck einer Reaktion auf diese Botenstoffe.

Fazit: Die stärker ausgeprägte Reaktogenität von RNA-Impfungen betrifft geplante, durch Studien dokumentierte und einkalkulierte Nebenwirkungen, die unser Wohlbefinden beeinträchtigen können, nicht aber unsere Gesundheit.

Wir Vakzinologen freuen uns sogar, wenn Impfungen reaktogen sind. Dies nicht etwa, weil wir Sadisten sind. Vielmehr bedeutet das nicht mehr und nicht weniger, als dass die Immunantwort des Körpers gut ist, dass die Impfung also im gewünschten Sinn funktioniert.

Ich habe etwa 600.000 Impfungen mit eigener Hand durchgeführt und mich nie daran gestoßen, wenn Patienten mir bei ihrer zweiten Konsultation sagten, dass ihnen der Arm kurzfristig weh getan hat oder ähnliches. Ich dachte mir dann: Okay, da findet eine Impf-Reaktion statt, wie ich es mir gewünscht habe, alles ist in Ordnung.

Den dazugehörigen Satz des berühmten Pharmakologen Gustav Kuschinsky hat Silvia Jelincic in ihrer Einleitung zu diesem Buch bereits zitiert:

»Wenn behauptet wird, dass eine Substanz keine Nebenwirkung zeigt, so besteht der dringende Verdacht, dass sie auch keine Hauptwirkung hat.«

Alltäglicher Vorgang

Die Entwicklung von Impfungen beruht auf der Beobachtung, dass Personen, die eine Infektionskrankheit durchgemacht haben, bei einem neuerlichen Kontakt mit demselben Krankheitserreger nicht mehr oder nur in stark abgeschwächter Form erkranken. Die durchgemachte Erkrankung hat im Körper eine Erinnerung hinterlassen und den Organismus befähigt, beim zweiten Erregerkontakt durch Wegfall des »Lernprozesses« beim ersten Kontakt rascher und effizienter zu reagieren. In ähnlicher Weise löst die Impfung mit einem Erreger eine Schutzreaktion im Körper aus.

Gleichzeitig versucht man mit Impfungen, den aus der Natur um den Preis der Erkrankung bekannten Vorgang der Immunisierung »nachzubauen«, allerdings harmloser für den Empfänger und nicht mit Krankheit oder Schaden verbunden. Wenn man so will, ist Impfen demnach eigentlich ein völlig biologischer Vorgang, denn es imitiert vollkommen natürliche Vorgänge.

Das damit beschäftigte Organ, unser Immunsystem, ist auf solche Vorgänge durch Entwicklung über Jahrmillionen ausgelegt und die Idee, dass Impfen unser Immunsystem ungebührlich belastet oder sogar überlastet ist schlicht unsinnig. Wäre das nämlich wirklich der Fall, dann würden Menschen schon bei natürlichem Kontakt mit einfachen Krankheitserregern sofort sterben und kein Neugeborenes hätte auch nur ansatzweise die Chance zu überleben, da es immunologisch naiv, das heißt ohne vorherigen Kontakt mit Fremdkeimen, zur Welt kommt.

Der entscheidende Unterschied zwischen dem durch eine Impfung im Körper hervorgerufenen Vorgang und dem natürlichen besteht nun darin, dass eine Impfung unter kontrollierten, nicht krankheitsauslösenden Bedingungen abläuft. Wir könnten eine Immunität gegen COVID-19-Erkrankungen ja theoretisch auch erzeugen, indem wir uns absichtlich mit dem Virus infizieren. Bloß wäre der Ausgang dieses Verfahrens ungewiss. Schließlich würden wir eine Krankheit riskieren, mit nicht planbarem Verlauf. Hingegen wissen wir zum Beispiel bei einer RNA-Impfung genau, dass wir durch sie nicht erkranken können. Das wäre nur bei einer Lebend-Impfung möglich, die sich im Körper außerplanmäßig vermehrt. Das heißt, dass eine RNA-Impfung zwar keinesfalls die Krankheit hervorrufen kann, vor der sie schützen soll, sehr wohl aber Immunität gegen sie herstellt.

Journalistin Silvia Jelincic hat mir in diesem Zusammenhang von einem interessanten Fall erzählt. Bei einem zweijährigen Jungen wurde ein Tumor im Bauch entdeckt. Das Sankt Anna Kinderspital nahm ihn auf und behandelte ihn. Er ist seit mehr als fünf Jahren krebsfrei, ein schöner Erfolg. Als seine Eltern ihr zweites Kind impfen lassen wollten, laut Jelincic mit einem Lebend-Impfstoff, rieten die Ärzte im Sankt Anna Kinderspital davon ab. Die Begründung: Man wolle eine Ansteckung des immungeschwächten jüngeren Bruders vermeiden.

Wie ist das möglich? Wie kann ein Impfstoff zu einer möglichen Gefahr werden? Nun, manche Lebend-Impfstoffe sind bei Immunsupprimierten tatsächlich ein Problem, da das beeinträchtigte Immunsystem mit diesen Erregern, obwohl sie abgeschwächt sind, nicht fertig wird. COVID-Geimpfte allerdings stellen niemals für einen Immunsupprimierten eine Gefahr dar, weil die bis dato entwickelten Impfstoffe allesamt nicht aus vermehrungsfähigen Erregern oder Teilen davon bestehen.

Wenn auftretende geplante Nebenwirkungen auch Folgen eines natürlichen Vorgangs sein mögen, lästig sind sie trotzdem. Bei neuen Impfstoffen arbeiten die Hersteller deshalb von Anfang an intensiv auch an Möglichkeiten, die Verträglichkeit zu verbessern. So wird sehr genau geprüft, welche Dosis des Impfstoffes eine optimale Balance zwischen erwünschter Immunreaktion und unerwünschtem Nebeneffekt ergibt. In diesem Punkt können sich Impfstoffe verschiedener Hersteller voneinander unterscheiden, auch wenn sie vom Prinzip her die gleichen sind.

Letztlich spielt es bei der Akzeptanz eines Impfstoffes in der Bevölkerung eine wesentliche Rolle, wie sich die Geimpften anschließend fühlen und womit sie vorübergehend umgehen müssen. Denn: Es werden Impfungen Gesunden verabreicht, die sich nur schwer damit abfinden, dass ihr Wohlbefinden auch nur vorübergehend beeinträchtigt ist, weil sie zudem oftmals die Gefahr der Erkrankung, vor der sie geschützt werden, nicht richtig einschätzen.

Je seltener eine Infektionskrankheit in der Bevölkerung wird, desto weniger wird die Notwendigkeit der Weiterführung einer Impfprophylaxe akzeptiert, nach dem Motto: Aus dem Auge, aus dem Sinn. Viele vergessen ganz einfach, dass die jetzt günstige Situation der Verbreitung einer Erkrankung auf den Einsatz von Impfungen zurückgeführt werden kann. Impfungen sind also oft Opfer ihres eigenen Erfolges.

Die Beispiele sind hier vielfältig: Masern, Polio, Tetanus, Diphtherie und viele andere. Wir sehen diese Infektionen heute fast nicht mehr – also warum dagegen impfen? Die Begründung ist einfach: Hören wir damit auf, dann kommen die Infektionen zurück, Beispiele dafür gibt es dutzende.[7]

RNA-Impfstoffe sind nichts Neues

RNA-Impfstoffen haftet der Ruf an, sie wären etwas völlig Neues, und deshalb sind sie umstritten. Zu Unrecht. Es stimmt zwar, dass RNA-Impfstoffe noch nie breitenwirksam in der Bevölkerung zum Einsatz kamen. Doch es gibt bereits zahlreiche RNA-Impfstoffe gegen andere Erkrankungen, deren Wirkungen und Nebenwirkungen auch bereits gut mit Studien evaluiert sind.

Es gibt zum Beispiel einen recht gut durchuntersuchten RNA-Impfstoff einer europäischen Firma gegen Tollwut, dessen Entwicklung ich wie in der Einleitung erwähnt begleiten durfte. Darüber hinaus gibt es eine Reihe von RNA-Impfstoffen gegen andere Krankheiten, die bereits die ersten Studien an Menschen, sozusagen den »Proof of Concept«, hinter sich haben. Bloß hat kein RNA-Impfstoff bisher das Zulassungsverfahren absolviert.

Das liegt nicht etwa daran, dass RNA-Impfstoffe besonders gefährlich wären und deshalb in diesem Verfahren durchgefallen sind oder durchfallen würden. Es hat vielmehr kaufmännische Gründe. Die Studien, die ein Erfolg in einem solchen Verfahren voraussetzt, sind enorm aufwändig. Es geht hier um Beträge bis zu einer Milliarde US-Dollar und in Einzelfällen sogar um noch mehr.

Pharmafirmen, die sich auf ein Zulassungsverfahren einlassen, gehen also ein hohes finanziel-
les Risiko ein. Schließlich wissen sie nicht, ob das
Verfahren gut oder schlecht für sie beziehungsweise ihren Impfstoff ausgehen wird. »Außer
Spesen, nichts gewesen«, heißt es im schlimmsten Fall. Dann ist das ganze Geld so gut wie zum
Fenster hinausgeworfen.

Pharmafirmen lassen sich deshalb nur dann
auf diese Investition ein, wenn sie wenigstens
davon ausgehen können, dass im Erfolgsfall der
Markt ihre Investitionen wieder hereinspielt.
Impfungen gegen sehr seltene Infektionskrankheiten werden sich also kaum rechnen. So brutal
es klingt, ist es doch die Wahrheit und so funktioniert das System nun einmal: Kein Unternehmen wird einen Impfstoff bis zur Zulassung
treiben und dafür hunderte Millionen US-Dollar
ausgeben, wenn sich die kaufmännische Abtei-
lung ausrechnen kann, dass er anschließend einen Jahresumsatz von ein paar Millionen Dollar
abwirft.

In so einem Fall warten die Pharma-Unterneh-
men eher Veränderungen der Marktlage ab. Erst
wenn sich die Nachfrage verändert, nehmen sie

diese Investitionen vor. Die Marktlage verändert sich zum Beispiel, wenn die Krankheit, vor der ein Impfstoff schützt, irgendwo auf der Welt, oder wie im Falle von COVID-19 sogar überall auf der Welt, zu einer Epidemie beziehungsweise einer Pandemie wird.

Ein plastisches Beispiel dafür ist das Ebolafieber.[8] Die meisten von uns kennen das dafür verantwortliche Virus aus der Berichterstattung über die Ebolafieber-Epidemie, die 2014 in Guinea, Sierra Leone und Liberia ausbrach und bis 2016 dauerte. Die Medizin kannte das Virus bereits seit den 1960er-Jahren, als es zu den ersten kleineren Ausbrüchen von Ebolafieber kam. Bloß kümmerte sich damals kein Mensch darum. Was da irgendwo in Afrika geschah, war allen egal.

Es war auch nicht so, dass das Ebolafieber vor 2014 jemals weltweit bedrohlich gewesen wäre. Es gab einige Tausend Fälle. Die waren tragisch für die Betroffenen, aber für das Weltgesundheitssystem waren sie von untergeordneter Bedeutung. Die Wissenschaft beschränkte sich darauf, experimentell zu forschen und Konzepte für Impfstoffe gegen das Ebolafieber und ähnliche Erkrankungen zu entwickeln.

Erst die Epidemie, die zu 30.000 Erkrankungen am Ebolafieber in den genannten drei westafrikanischen Ländern führte, rüttelte das System wach. Moment, so geht das nicht weiter, hieß es jetzt sinngemäß, offenbar läuft da etwas aus dem Ruder. Die Wissenschaft holte ihre Konzepte aus den Schubladen, denn nun waren die Pharmafirmen interessierter. Denn jetzt zahlte es sich für sie aus, die Millionen für die Studien beziehungsweise das Zulassungsverfahren zu investieren.

Der Impfstoff *Ervebo*, ein Vektoren-Impfstoff (Eigenschaften siehe weiter unten), der auf diese Weise relativ rasch auf den Markt kam und in der Folge auch die Zulassung für Europa erhielt, stellte sich erfreulicher Weise als gut verträglich und als weit über die Erwartungen hinaus funktionell heraus. Er war fast zu hundert Prozent effektiv. Durch die Impfung von mehr als 300.000 Menschen im Kongo ließ sich dort eine Nachfolge-Epidemie in der jüngsten Vergangenheit rasch unterbinden.

Fazit: Damit Pharmafirmen Impfstoffentwicklungen überhaupt zu Ende führen, müssen sie es kaufmännisch rechtfertigen können. Deshalb

sind viele RNA-Impfstoffe in einer Art Warte-
position, wie es auch die RNA-Impfstoffe gegen
COVID-19 zunächst waren.

Vektor-Impfstoffe

Nicht alle zur Zulassung anstehenden COVID-
19-Impfstoffe sind übrigens RNA-Impfstoffe.
Bei dem Impfstoff, den der britisch-schwedische
Pharmakonzern *AstraZeneca* gemeinsam mit der
Oxford Universität entwickelt hat, handelt sich
um einen sogenannten Vektor-Impfstoff, der vom
Prinzip her ähnlich wie RNA-Impfstoffe funktioniert. Er basiert auf Adenoviren von Affen, die
gentechnologisch ein wenig verändert werden,
sodass sie an ihrer Oberfläche nicht mehr wie
ein Adenovirus aussehen, sondern zum Beispiel
wie ein Coronavirus. Das Adenovirus ändert aber
dadurch seine biologischen Eigenschaften nicht,
das heißt, es bleibt für den Menschen harmlos.
Vereinfacht gesagt: Ein Vektor-Impfstoff ist ein
»Schaf im Wolfspelz«.

Um eventuelle Probleme für immunsuppri-
mierte Personen von vornherein auszuschließen,

verwendet man meist Adenoviren, die zwar infektionsfähig, aber nicht vermehrungsfähig sind. Sie dienen aber als Transportmittel für die wichtigsten Impfstoff-Antigene aus dem zu bekämpfenden Virus. Man kann sie sich wie ein Auto vorstellen, mit dessen Hilfe die Impfstoffe in die Zellen gelangen.

Vor- und Nachteile der COVID-19-Impfstoffe

Kommen wir nun zur Liste der Vor- und Nachteile der COVID-19-Impfstoffe, der Pro- und Contra-Argumente, anhand derer Ihnen dieses Buch dabei helfen soll, eine sachlich fundierte individuelle Entscheidung zu treffen. Die ersten beiden sind oben bereits angedeutet.

Pro: *Die Immunabwehr ist besonders gut ausgeprägt. Damit ist ein guter Schutz zu erwarten.*

Die bei den bisher präsentierten COVID-19-Impfstoffen besonders starke Immunabwehr bedeutet, dass die Impfung besonders gut funktioniert und dementsprechend guten Schutz bietet. *Pfizer/Biontech* und *Moderna* gaben eine Wirksamkeit von 95 Prozent an, *AstraZeneca* nannte siebzig Prozent.

Die Rahmendaten der dazugehörigen Studien sind im Internet öffentlich einsehbar, wenn man weiß, wo man suchen muss.[9] *Pfizer/Biontech* zum Beispiel, über deren Impfstoff bisher die meisten Informationen vorliegen, haben die Studie für die letzte Phase vor der Zulassung ihres COVID-19-Impfstoffes am 29. April zum Start angemeldet, und zwar mit 43.998 Teilnehmern. Das ist außerordentlich viel. Es war eine Mammut-Aufgabe, so viele Menschen durch eine Studie zu schleusen (dazu später noch mehr). Bei der Studie handelte es sich um eine sogenannte randomisierte dreifach verblindete, was sicherstellte, dass die Untersuchenden nicht wissen, ob ein Teilnehmer oder eine Teilnehmerin tatsächlich mit der Vakzine oder einem Scheinpräparat geimpft wurde.

Die Studienergebnisse zeigten, dass diese Impfstoffe etwas können, wirksam sind und nicht völlig nebenwirkungsfrei, dass sie aber ein akzeptables Nebenwirkungsprofil haben. Diese Angaben stimmen mit sehr hoher Wahrscheinlichkeit. Denn keine der großen Pharmafirmen kann es sich leisten, sie zu fälschen, auch wenn Impfgegner wohl so argumentieren werden. Sie hätten Schadenersatzprozesse zu gewärtigen, die sie ruinieren würden, selbst wenn sie Jahr für Jahr Milliarden umsetzen.

Contra: *Eine Impfung ist kein Hustenzuckerl.*

Die kalkulierten natürlichen Nebenwirkungen wie Fieber oder Müdigkeit können entsprechend der starken Immunabwehr der neuen COVID-19-Impfstoffe ebenfalls recht ausgeprägt sein. Beim Impfstoff von *Pfizer/Biontech*, über den schon besonders viele Informationen vorliegen, stellte man fest, dass insgesamt zwei Nebenwirkungen häufig auftraten und von Geimpften als »sehr unangenehm« eingestuft wurden. Das waren Kopfschmerzen und Müdigkeit.

Beides sind typische Nebenwirkungen, wie wir sie bei RNA-Impfstoffen erwarten, weil einige der Botenstoffe, die im beschriebenen Prozess ausgeschüttet werden, genau so etwas produzieren. Laut den bisher vorliegenden Informationen dauerten diese Nebenwirkungen im Schnitt zwei Tage, die Maximaldauer lag bei vier Tagen.

Trotzdem: RNA-Impfstoffe sind besonders reaktogen, das lässt sich nicht wegdiskutieren. Die Arzneimittelbehörde sieht sich bei der Zulassung aller medizinischen Produkte die Studienunterlagen genau an. Die oberste Priorität bei der Beurteilung eines Impfstoffes durch die Behörde hat einzig und allein die Arzneimittelsicherheit. Besteht auch nur der leiseste Verdacht, dass ein nicht genau kalkulierbares Risiko besteht, wird nicht zugelassen. Und immer steht im Hintergrund die Beurteilung des Nutzen-Risikoverhältnisses, das heißt, der Nutzen für das einzelne Individuum muss zu jeder Zeit ein eventuelles Impfrisiko deutlich überwiegen.

Doch eine Impfung ist kein »Hustenzuckerl«. Wir müssen bei den COVID-19-Impfungen mit einer Wahrscheinlichkeit von geschätzten neunzig Prozent damit rechnen, dass wir davon auch etwas merken werden.

Wenn Sie sich impfen lassen, werden Sie sich mit dieser Wahrscheinlichkeit ein bis zwei Tage lang müde fühlen und vielleicht Kopfschmerzen haben. Schlimm ist das vor allem für Geimpfte, die nicht darauf vorbereitet sind. Der entscheidende Punkt, über den Sie bei Ihrer Impfentscheidung nachdenken müssen, ist also: Sind diese Nebenwirkungen mit dem Nutzen, den ich aus einer Impfung ziehe, vereinbar? Stimmt das Verhältnis?

Ich selbst wurde jüngst mit dem speziell für Menschen über fünfzig designten Impfstoff

Shingrix[10] gegen Gürtelrose geimpft, obwohl ich aus den Zulassungsstudien wusste, dass er relativ häufig Impfreaktionen nach sich zieht. Dennoch erschien mir der Nutzen groß genug. Denn 25 Prozent aller Menschen erkranken im Alter an Gürtelrose und wer sie einmal gehabt hat, weiß wovon ich spreche. Der Verlauf einer Gürtelrose-Erkrankung kann so langfristig und so belastend sein, dass die Patientinnen und Patienten suizidale Gedanken entwickeln.

Ich nahm es lieber in Kauf, dass mir zwei Tage lang der Arm weh tat, ich 38 Grad Fieber bekam und mich müde und zerschlagen fühlte. Zwei Monate später ließ ich mich trotz allem wie vorgeschrieben noch einmal impfen, denn ich wusste, wofür ich es tat. Aber wie gesagt: Das ist eine Entscheidung, die Sie bei COVID-19 nur für sich selbst treffen können und sollen.

Seltene Nebenwirkungen

Es gab bei der Analyse der neuen COVID-19-Impfstoffe neben Kopfschmerzen und Müdigkeit noch eine Fülle anderer Nebenwirkungen, die aber zahlenmäßig so selten auftraten, dass sie zwar erfasst wurden, aber für die Bewertung der Verträglichkeit keine Rolle spielten.

In diesem Bereich tat sich ein breites Spektrum auf. Fieber und Muskelschmerzen gehörten dazu, Gelenksschmerzen, Schüttelfrost und Erbrechen. Wie viele davon tatsächlich Nebenwirkungen der Impfung waren und wie viele im eingangs beschriebenen Sinn Hintergrundinzidenz, lässt sich schwer sagen. Diese Hintergrundinzidenz wäre bei der Dokumentation der Nebenwirkung eigentlich abzuziehen, bloß geschieht das meistens nicht.

Pro: *Ohne Impfung stehen wir der COVID-19-Pandemie als Gesellschaft nackt gegenüber.*

Die sogenannte Infektions-Sterblichkeitsrate, also die Zahl der mit dem COVID-19-Virus infizierten Menschen, die sterben, liegt bei 0,3 bis 0,6 Prozent. Es sterben demnach drei bis sechs von tausend Infizierten (nicht zu verwechseln mit Erkrankten).

Das müssen wir berücksichtigen, wenn wir darüber nachdenken, der COVID-19-Pandemie einfach freien Lauf zu lassen. Was – zynisch gesagt – durchaus einen Vorteil hätte: Irgendwann wäre die weltweite Gesamtbevölkerung durchinfiziert und mit Antikörpern wie nach einer Impfung ausgestattet.

Bloß hätte das auch zwei gravierende Nachteile. Um auf diesem Weg allmählich eine sogenannte Herdenimmunität aufzubauen und die Pandemie in die Bedeutungslosigkeit zurückzudrängen, würden wir wissentlich und vorsätzlich in Kauf nehmen, dass sich Milliarden Menschen mit dem Virus infizieren.

Von einer Million mit COVID-19 infizierten Menschen sterben in absoluten Zahlen demnach 3.000 bis 6.000. In Österreich wären es zwischen 26.700 und 53.400 Menschen. In Deutschland wären es bis zu einer halben Million, EU-weit bis zu drei Millionen und weltweit bis zu 46 Millionen Menschen. Das wären im Vergleich zu den Todesopfern des Ersten Weltkrieges mehr als doppelt so viele.

Selbst damit wäre die Sache noch nicht erledigt. Denn wie lange die Immunität gegen COVID-19 danach anhält, wissen wir noch nicht. Irgendwann endet sie wieder, vielleicht nach einem halben Jahr, vielleicht nach drei Jahren, vielleicht nach zehn. Danach beginnt sich der verhängnisvolle Kreislauf von Neuem zu drehen. Wieder müssen Millionen Menschen sterben, damit die Überlebenden vorübergehend immun sind.

Die sogenannte Herdenimmunität auf natürlichem Weg zu erreichen, ist also keine Option. Schweden und das Vereinigte Königreich haben am Anfang der Pandemie kurzzeitig mit diesem Gedanken gespielt und einen hohen Preis mit vielen Toten dafür bezahlt. Weder die gesundheitlichen noch die wirtschaftlichen und sozialen Probleme, die das COVID-19-Virus mit sich bringt, wären auf diesem Weg zu beseitigen, abgesehen davon, dass ein solches Vorgehen völlig unethisch wäre. Das Virus würde uns vielmehr weiterhin begleiten und unsere Gesundheit, unsere Handlungsmöglichkeiten und unser ganzes Leben mitbestimmen und einschränken.

Einzige Alternative

Als einzige Alternative dazu haben wir im Moment die Möglichkeit der Impfung, und die Studien im Zuge der dreiphasigen Prüfung der COVID-19-Impfstoffe haben wie gesagt ergeben, dass sie der Welt zumutbar sind.

Dazu eine kurze Erklärung dieser drei Phasen für die Zulassung eines Impfstoffes[11]: In der Phase 1 wird die Verträglichkeit eines Impfstoffes an zehn bis dreißig Menschen erprobt. In der Phase 2 finden Studien mit fünfzig bis 500 Testpersonen statt. Hier geht es darum, die Immunantwort nach einer und nach zwei Injektionen zu quantifizieren und die Impfdosis zu optimieren. In der Phase 3 führen die Hersteller Studien mit mindestens 10.000 Testpersonen durch und prüfen beziehungsweise kontrollieren die Schutzwirkung und die Nebenwirkungen. *Pfizer/Biontech* arbeiteten in der Phase 3 wie gesagt mit knapp 44.000 Probanden, *Moderna* arbeitete mit rund 30.000.

Fazit: Sollte es überhaupt ungeplante und womöglich schwere Nebenwirkungen geben, was mangels vorliegender Daten aus jetziger Sicht nicht vollkommen ausschließbar ist, so werden sie ganz sicher mit einer Häufigkeit von weniger als 1:10.000 auftreten. Dieser Wert lässt sich mit den vorhandenen Studiendaten bereits absichern.

Selbst wenn wir davon ausgehen, dass dieser äußerste Fall eintritt, wäre das im Vergleich zu dreißig bis sechzig Todesopfern pro 10.000 Menschen in der Variante ohne Impfung noch immer die deutlich bessere Option. Der Nutzen des Impfstoffes für die Bevölkerung wäre also selbst in diesem denkbar schlechtesten Fall viel höher als das damit einhergehende Risiko.

Die Mathematik der Epidemiologie

Die Bewertung der Sinnhaftigkeit von Impfungen ist aus epidemiologischer Sicht somit immer auch eine mathematische Frage. Bei der Schluckimpfung gegen Kinderlähmung, bekannt als Polio-Impfung, zum Beispiel sprachen diese epidemiologischen Berechnungen irgendwann auch gegen die Fortsetzung der Impfung in ihrer ursprünglichen Form, weil seltene schwere Nebenwirkungen (Impfpolio mit circa einem Fall je 500.000 Geimpften) dieser Impfung bekannt waren.

Die Vorteile dieser Schluckimpfung bestanden darin, dass der Impfstoff nicht injiziert werden musste und in der Produktion kostengünstig war. Deshalb kam er bei den freiwilligen Massenimpfungen ab den 1960er-Jahren zum Einsatz, mit dem Slogan »Schluckimpfung ist süß – Kinderlähmung ist grausam«.

Tatsächlich sanken die Zahlen der Erkrankungen an Kinderlähmung drastisch, doch die Schluckimpfung, die auf einem Lebend-Impfstoff basierte, hatte die angeführten Nachteile.

Im Jahr 1999 war die Kinderlähmung in Europa und den USA soweit ausgerottet, dass das Risiko, bei der Schluckimpfung durch die Impfung zu erkranken, im Vergleich zu dem Risiko, auf natürlichem Weg daran zu erkranken, zu hoch war. Seither kommt deshalb auf beiden Kontinenten eine sogenannte inaktivierte Polio-Impfung zum Einsatz, die kein Risiko mehr in sich trägt. Nur in den Ländern, in denen es nach wie vor Fälle von Kinderlähmung gibt, gibt es noch die Schluckimpfung.

Unlogische Impfpraxis

Es ist angesichts der irrationalen Impf-Debatte menschlich verständlich aber epidemiologisch bedauerlich, dass die tatsächliche Impfpraxis dieser eindeutigen Logik nicht immer folgt. Wie zum Beispiel bei der Masern-Impfung.

Wir kennen die Masern-Impfung seit sechzig Jahren und wissen deshalb alles über sie. Wir wissen, dass sie zu keinen Todesfällen führt, auch nicht zu sehr, sehr wenigen. Sie führt zu gar keinen. Wir wissen auch, dass es in einem von einer Million Fällen zu einer kurzfristigen seriösen Meningitis, also zu einer Gehirnhautentzündung, kommen kann. Kurzfristig bedeutet, dass diese

Gehirnhautentzündung rasch wieder verschwindet, und zwar ohne Restschäden zu hinterlassen.

Dem gegenüber stehen die Todesfälle, zu denen es durch die Masern selbst kommt. Im Jahr 2018 waren es in Europa 72 und im Jahr 2019 sogar 120. Alle diese Fälle wären durch die Impfung verhinderbar. Das zeigt der amerikanische Kontinent, der infolge konsequenter Durchimpfung bereits etwa zwei Jahrzehnte lang völlig masernfrei ist. Die epidemiologische Mathematik würde also ganz klar sagen: impfen.

Was aber nicht ausreichend geschieht, aus den Gründen, die Silvia Jelincic im ersten Kapitel ausführlich beschrieben hat: In einer irrationalen Diskussion verlieren viele Menschen bei ihrer Impfentscheidung die Orientierung, glauben am Ende gar nichts mehr und tun auch nichts mehr.

Ethisch-Moralische Bewertung

Wenn Sie Ihre persönliche COVID-19-Impfentscheidung treffen, wird für Sie aus verständlichen Gründen die epidemiologische Sicht vielleicht nur eine von mehreren Entscheidungsgrundlagen sein, und womöglich nicht einmal die wichtigste. Denn Epidemiologen, Vakzinologen und die internationale sowie nationale Gesundheitspolitik müssen immer vordringlich überlegen, was für die Gesamtbevölkerung und für die Risikogruppen gut ist. Wenn wir unsere persönliche Impfentscheidung treffen, fragen wir uns aber auch immer: Was ist gut für mich? Wo liegen meine Schwerpunkte?

So etwa könnte ein junger Mensch sagen: Mein Risiko, an COVID-19 mit schwerem Verlauf zu erkranken ist vergleichsweise gering, also warte ich erst einmal ab, wie es den Älteren damit geht und entscheide dann. Aus gesellschaftlicher Sicht ist das nicht besonders ethisch. Aus Sicht eines einzelnen Menschen aber sehr wohl verständlich.

Sobald sich die Antworten auf die epidemiologischen und die persönlichen Fragen widersprechen, nötigt uns das zwangsläufig eine moralische Bewertung unserer Impfentscheidung ab. Schließlich geht es dabei immer auch darum, wie sehr wir bereit sind, durch eine Impfung Verantwortung für unsere Mitmenschen und Risikogruppen zu übernehmen. Diese Bewertung kann schwieriger sein, als es klingt, denn oft gibt es kein eindeutiges »Richtig« oder Falsch« und schon gar kein eindeutiges »Gut oder Böse«.

Eine Mutter von kleinen Kindern zum Beispiel könnte ebenfalls sagen, dass aufgrund ihres Alters ihr Risiko, an COVID-19 mit schwerem Verlauf zu erkranken, gering ist. Wenn Sie trotz der positiv verlaufenen Prüfverfahren für die COVID-19-Impfstoffe davon ausgeht, dass es in einem äußerst geringen Bereich bisher nicht erwartete Nebenwirkungen geben und sie betroffen sein könnte, und dass diese Nebenwirkungen zumindest vorübergehend ihrer Sorgepflicht für ihre Kinder im Weg stehen könnten, wird sie sich vielleicht gegen die Interessen der Gesamtbevölkerung und für die ihrer Kinder entscheiden.

Tatsache ist aber: Ein nicht geimpfter Mensch stellt immer eine gewisse epidemiologische Bedrohung für die Gesamtbevölkerung dar. Denn ein nicht geimpfter Mensch kann sich infizieren und die Infektion in vollem Umfang weitergeben. An Erwachsene, die ebenfalls nicht geimpft sind oder die bei der Impfung nicht genug Antikörper entwickelt haben. An Kinder mit geschwächtem Immunsystem und an andere vulnerable, also besonders verletzliche Gruppen.

Fazit: Die entscheidende Frage lautet: Wollen wir als vielleicht weniger Betroffene infolge unseres jungen Alters einen Sinn für Solidarität mit der (älteren und stärker gefährdeten) Gesamtbevölkerung entwickeln und als Individuen dazu beitragen, dass wir als Gesellschaft COVID-19 allmählich weltweit in die Bedeutungslosigkeit zurückdrängen, oder haben wir triftige sachliche Gründe, uns anders zu entscheiden?

Contra: *Früh Geimpfte könnte die Forschung überholen.*

Bereits im ersten Kapitel dieses Buches ist angedeutet, wie sehr sich die Medizin seit Beginn der Impfungen weiterentwickelt hat und wie wenig der heutige Stand der Dinge mit früheren Gepflogenheiten zu tun hat. Selbst in den vergangenen vierzig Jahren, die ich als Arzt und Wissenschaftler aus eigener Perspektive überblicken kann, hat die Wissenschaft in diesem Bereich bemerkenswerte Fortschritte gemacht.

Vor vierzig Jahren wusste noch niemand etwas über faszinierende Methoden wie RNA-, Vektor- oder DNA-Impfungen. Wir können und sollten als Gesellschaft also stolz darauf sein, ein Gesundheitssystem hervorgebracht und über die Jahrzehnte erhalten und ausgebaut zu haben, das zu solchen Leistungen in der Lage ist und das bei seiner Arbeit nach Kräften auf Transparenz, Dokumentation und Sicherheit setzt.

Ich habe schon das dreistufige Zulassungsverfahren[12] beschrieben, in dem die Zulassungsbehörden[13] auf der Basis der Daten von zehntausenden Probanden über ein Impfprodukt entscheiden und es zulassen oder nicht. Auch das wäre vor vierzig Jahren noch undenkbar gewesen und hätte als gar nicht durchführbar gegolten. Regelwerke wie die »Good Manufacturing Practice«[14] und »Good Clinical Practice«[15], sowie die harmonisierten Arzneimittelprüfungsrichtlinien[16] haben ein Netzwerk geschaffen, das höchstmögliche Sicherheit garantiert. So gibt es seit Jahren ein hervorragend ausgearbeitetes Arzneimittelgesetz.[17] Und wir können davon ausgehen, dass sich das Gesundheitssystem in allen hier wichtigen Belangen, vor allem dem der Transparenz und der damit einhergehenden Sicherheit, noch weiterentwickelt.

Ich fände es zum Beispiel gut, wenn Pharmafirmen, wie im Gesundheitswesen diskutiert, nicht nur die Rahmendaten sondern auch die Falldaten aus ihren Studien für das dreistufige Zulassungsverfahren anonymisiert zugänglich machen müssten. Ich nehme an, dass das auch kommen wird. Die Pharmafirmen haben, soweit ich das verstehe, bereits ihre Bereitschaft dazu bekundet.

Wichtige Phase 4

Impfstoffe bekommen zunächst nur eine vorläufige Zulassung für fünf Jahre. In dieser Zeit sehen sich die Hersteller gestaffelt mit einer ganzen Reihe an Auflagen konfrontiert, mit denen sie die breite Anwendung eines Impfstoffes begleiten und überwachen müssen. Unter dem Stichwort der Pharmakovigilanz[18] sind diese Regelungen zusammengefasst und bedeuten letztlich ein deutliches Mehr an Sicherheit für die Konsumenten.

Erst wenn sich innerhalb dieses Zeitraums nichts zeigt, das in irgendeiner Form die Wertigkeit einer Impfung beeinträchtigen könnte und sie vielmehr mit dem übereinstimmt, was die Arzneimittelbehörde vom Hersteller gefordert hat, erhält sie eine definitive Zulassung. Was den Hersteller noch immer nicht von weiterführenden Kontrollen befreit. Denn extrem seltene oder sehr spät eintretende Nebenwirkungen sind nur im Zuge der Breitenanwendung in Erfahrung zu bringen. Das trifft nicht nur für alle Impfstoffe sondern überhaupt für alle Arzneimittel zu.

Es ist also nicht so, dass die Hersteller so einen Impfstoff bis zum Marktstart bringen und sich dann zurücklehnen und in aller Ruhe abwarten, wie viel Geld hereinkommt.

Während der Phase 3 kontaktieren sie die Probanden regelmäßig und fragen sie: »Geht es Ihnen gut? Fehlt Ihnen etwas? Tut Ihnen etwas weh?« Die Probanden können sich in solchen Fällen auch von sich aus an das jeweilige Zentrum wenden. Doch nach dem Marktstart sammeln die Zentren und die Arzneimittelbehörden permanent weiter Daten über die Probanden, zunächst alle drei, später alle sechs Monate und schließlich alle zwei Jahre.

Zudem geben die Hersteller nach der Zulassung meist zahlreiche weitere Studien in Auftrag. Sie klären damit Fragen wie: Was passiert, wenn jemand eine Teilimpfung verpasst oder ein Impfintervall nicht einhält? Wirkt die Impfung dann trotzdem noch? Oder nicht mehr? Die wichtigsten Fragen, die es in Phase 4[19] zu beantworten gilt, lauten: Wie lange wirkt die Impfung und gibt es eventuell Nebenwirkungen, die erst nach längerer Zeit auffällig werden?

Diese Fortsetzung der Forschung hat zwei Seiten. Einerseits entwickeln sich die Impfstoffe dadurch immer weiter. Sie werden immer besser und die mit ihnen verbundenen Risiken werden immer erkennbarer und kalkulierbarer. Andererseits lässt sich diese Phase 4 in der Impfstoff-Entwicklung auch als riesiger Feldversuch an Privatpersonen betrachten. Was den Schluss nahelegen kann, dass es besser ist, nicht zu den »First Movers«, also zu den ersten Geimpften zu gehören und zunächst einmal ein, zwei oder auch drei Jahre lang abzuwarten und sich erste Reihe fußfrei anzusehen, was mit all den anderen Geimpften passiert. Diese Haltung hat aber den gravierenden Nachteil, weiter das Erkrankungsrisiko tragen zu müssen, es besteht hier also durchaus ein Dilemma.

Interaktion mit der Gesamtbevölkerung

Tatsächlich interagieren wir Vakzinologen in dieser Phase 4 im Prinzip anhand von Echtzeit-Daten mit der Gesamtbevölkerung. Der Begriff eines Feldversuches ist somit nicht ganz abwegig. Allerdings handelt es sich um einen Feldversuch mit Sicherheitsnetz, weil wir ja alle wesentlichen Wirkungen und Nebenwirkungen aufgrund der Studien während der Phasen 1 bis 3 des Zulassungsverfahrens bereits kennen.

Die Pharmafirmen arbeiten aber auch parallel dazu mit den Probanden aus Phase 3 weiter, statt sich von nun an allein auf die Interaktion mit der Gesamtbevölkerung zu verlassen. Denn hier haben sie einen Wissensvorsprung. Wenn zum Beispiel im Februar 2021 ein Impfprogramm in Österreich, Deutschland oder irgendeinem anderen Land startet, können die Pharmafirmen bereits genau sagen, wie lange der Impfstoff mindestens halten wird. Nämlich so lange, wie er bis dahin bereits bei ihren Probanden hält, die in der Phase 3 der Zulassungsstudien teilgenommen haben. Dieser »Vorsprung« beträgt etwa sechs Monate.

Diese Information können sie dann Monat für Monat aktualisieren und irgendwann wissen sie genau, wie lange der Impfschutz definitiv hält und ab wann somit eine Auffrischungsimpfung notwendig wird.

Ungeplante Nebenwirkungen

Die Möglichkeit, dass sich in dieser Phase 4 ungeplante und unerklärbare Nebenwirkungen zeigen, ist angesichts der Auflagen bei der Zulassung von Impfstoffen nicht sehr wahrscheinlich. Zumal bei einer RNA-Impfung.

Um das zu erklären, muss ich noch einmal den medizinischen Fachjargon strapazieren. Die RNA, die wir bei einer RNA-Impfung den Ribosomen zum Ablesen vorlegen, verschwindet wieder, nachdem sie ihren Zweck erfüllt hat. Enzyme spalten sie sofort auf. Das heißt, sie wird eliminiert. Sie wird in ihre Bausteine, also in Aminosäuren zerlegt, und damit ist sie weg.

Das ist ein weiterer großer Unterschied zu Lebend-Impfstoffen. Bei einem Lebend-Impfstoff kann es wie gesagt sein, dass sich der dem Körper zugeführte Erreger unkontrolliert vermehrt, weil die Immunabwehr daran scheitert. Deshalb werden bei den COVID-Impfstoffen neben den RNA-Impfstoffen auch praktisch nur Lebend-Impfstoffe in Form von Vektor-Impfstoffen eingesetzt werden, bei denen der Vektor nicht vermehrungsfähig ist und damit keine immunologische Bedrohung darstellen kann. Bei RNA-Impfstoffen fällt dieses Risiko ohnedies Bauart-bedingt weg. Es gibt keinen lebenden Erreger. Es gibt nur Baupläne, und selbst die verschwinden wieder, als wären sie mit Zaubertinte geschrieben.

Es sind bei RNA-Impfungen auch keine Lang-zeitnebenwirkungen zu erwarten, die mit dem Einfluss des Impfstoffes auf das menschliche Genom zu tun haben, wie es oft heißt. RNA-Impf-stoffe haben keinen Einfluss auf das Genom. Dafür müssten die dabei zugeführten RNA-Stücke in den Zellkern gelangen, was sie nicht tun. Bei sogenannten DNA-Impfstoffen ist das anders. Die werden sehr wohl in den Zellkern einge-bracht. Aber RNA-Teile nicht. Daher können sie dort auch keinen Schaden anrichten.

Der Vollständigkeit halber: DNA-Impfstoffe enthalten, wie schon der Name sagt, DNA, also Gene. Transportmedium dieser DNA in die Zellen und in den Zellkern ist meist ein sogenanntes Plasmid. Ein Plasmid wiederum ist ein in vielen Bakterien vorkommendes DNA-Molekül. Auch DNA-Impfstoffe sorgen dafür, dass Zellen von sich aus Erreger-Proteine herstellen.

Impfstoff-Rücknahme nach Zulassung ist möglich

Auch wenn es nicht wahrscheinlich ist, ist es doch möglich, dass in der Phase 4, also bei der weiteren Beobachtung der Probanden und bei der Interaktion mit der Bevölkerung unbekannte Nebenwirkungen auftauchen. Es passiert aufgrund des Drei-Phasen-Prüfverfahrens, das es seit etwa zwanzig Jahren gibt, heute extrem selten, dass ein Impfstoff aus solchen Gründen zurückgenommen werden muss. Je jünger Impfstoffe sind, desto seltener passiert es. Aber es passiert.

Der erste Impfstoff[20] gegen das Rotavirus, das bei Kindern schweren, oft lebensbedrohlichen Brechdurchfall verursacht, musste zurückgenommen werden, weil er bei einer geringen Anzahl von Kindern eine Darmeinstülpung bewirken konnte, die, wenn sie nicht behandelt wurde, tödlich verlaufen konnte.

Es passiert auch, dass Impfstoffe ohne triftigen medizinischen Grund zurückgenommen werden müssen, einfach weil sie ihre Akzeptanz in der Bevölkerung verlieren. Zum Beispiel gab es um die Jahrtausendwende in den USA eine an und für sich gut funktionierende Borreliose-Impfung.[21] Allerdings gab es in der breiten Anwendung mehrfach Meldungen, sie würde in Einzelfällen Arthritis auslösen. Das stimmte so nicht, doch nachdem auch die Medien darüber berichtet hatten, hatte der Impfstoff keine Chance mehr, die Verunsicherung war zu groß geworden. Der Hersteller nahm ihn vom Markt, offiziell aus Sicherheitsgründen und weil der Zusammenhang mit der Arthritis nicht ganz ausschließbar sei, und die Sache war erledigt. Damit war der erste wirksame Impfschutz gegen Borreliose Geschichte und es stellt sich die Frage, ob die Nutzen-Risiko-Relation hier vernünftig beurteilt wurde.

Fazit: Es besteht ein, wenn auch äußerst geringes Restrisiko, dass Sie nach einer COVID-19-Impfung Probleme bekommen, die nicht vorgesehen waren, und die erst im Laufe der Zeit und jedenfalls nach dem Marktstart überhaupt entdeckt werden können. Bei der persönlichen Impfentscheidung gilt es also auch diese Frage zu beantworten: Wenn ja, dann gleich oder später?

Auch das ist eine nicht ganz einfache Frage, denn das COVID-19-Virus spielt bei der Strategie »später« nicht nach Wunsch mit. Auch wenn Sie entscheiden, sich erst in drei Jahren, wenn das Wissen über die Wirkungen und Nebenwirkungen der COVID-19-Impfstoffe vertieft ist, impfen zu lassen, ist es die ganze Zeit über da. Mit all seinem Bedrohungspotenzial.

Sie können Glück haben und sich in diesen drei Jahren nicht infizieren, oder Sie können Pech haben, sich infizieren, und mit einem womöglich unangenehmen oder sogar schweren Verlauf erkranken.

Trotzdem ist die Entscheidung, erst einmal zuzuwarten, bei jungen Menschen mit starkem Immunsystem menschlich nachvollziehbar. Die geübte Praxis bei den Impfungen wird ihnen dabei entgegenkommen. Denn auch aus epidemiologischer Sicht beziehungsweise aus Sicht der Gesundheitssysteme macht es Sinn, zunächst die Risikogruppen zu impfen und dann erst alle anderen. Alle gleichzeitig zu impfen wäre einfach aus logistischen Gründen kaum möglich.

Unter anderem wird auch eine Frage zu klären sein, die viele Menschen interessiert, die bereits Antikörper im Blut haben. Macht für sie eine Impfung trotzdem Sinn? Fix ist bisher nur, dass ihnen die Impfung nicht schaden kann. Ob sie überhaupt eine brauchen, wird sich zeigen.

Pro: *Die Corona-RNA-Impfungen wurden entgegen der verbreiteten Meinung mit besonderer Sorgfalt entwickelt.*

Zu Beginn der COVID-19-Krise schien es, als könnten Jahre vergehen, bis ein entsprechender Impfstoff auftauchen würde. Die Rede war in den Medien und im Internet vom aufwändigen Zulassungsverfahren, von den anspruchsvollen Tests und auch vom unberechenbaren COVID-19-Virus, das womöglich gar nicht mit einer Impfung zu bekämpfen sein würde.

Dann, im Laufe des Jahres 2020, klang die Berichterstattung auf einmal anders. Erste Stimmen wurden laut, die darauf hinwiesen, dass ein Impfstoff vielleicht viel kurzfristiger als zunächst erwartet bereitstehen würde und dass erste Pharmafirmen entsprechende Produkte bereits zur Zulassung angemeldet hätten. Schließlich hieß es, dass einige dieser Produkte, wie etwa die RNA-Impfstoffe von *Pfizer/Biontech* und *Moderna*, mit einer kurzfristigen Zulassung rechnen könnten. Womit einem Impfstart nichts mehr im Weg stünde.

Das schürte klarerweise Zweifel. Schließlich klang es für viele doch sehr nach einem Wunder oder noch eher nach übereilten, hektischen und dementsprechend wenig vertrauenserweckenden Prozessen. Nach Hudelei eben. Was ist von so etwas heiklem wie einem Impfstoff zu halten, wenn er anscheinend in einer Nacht-und-Nebel-Aktion entsteht? Das fragten sich viele.

Kein Wunder

Das Wunder ist keines und es war auch keine Hudelei. Im Gegenteil. Nach allem, was ich in der ohnedies unter drakonischen Sicherheits- und Sorgfaltsauflagen arbeitenden Pharmabranche bisher beobachtet habe, wurden die neuen COVID-19-Impfstoffe mit ganz besonderer Sorgfalt entwickelt.

Schließlich ging und geht es um viel. Den Pharmafirmen war bewusst, dass die Anforderungen der Gesundheitssysteme angesichts des Einsatzes der Impfstoffe praktisch bei der gesamten Weltbevölkerung besonders hoch sein würden und dass die Zeit drängte. Ihnen war bewusst, was für eine entscheidende Rolle sie spielten, und diesmal nicht nur in gesundheitlichen, sondern auch in wesentlichen wirtschaftlichen und sozialen Fragen. Und sicherlich war ihnen auch bewusst, dass die Konkurrenz nicht schlief.

In Drucksituationen können die meisten Menschen und Unternehmen über sich hinauswachsen und außerordentliche Leistungen erbringen. Das hohe Tempo, das die Pharmafirmen bei der Entwicklung der COVID-19-Impfstoffe an den Tag legten, hatte deshalb nicht nur damit zu tun, dass sie wie beschrieben bereits wohldurchdachte Konzepte für entsprechende RNA-Impfungen in den Schubladen hatten. Es hatte auch damit zu tun, dass sie unter diesem Druck ihre Effizienz massiv steigerten.

Parallel geht es schnell

Ich habe mehrere Impfstoffe bis zur Zulassung begleitet und dabei gesehen, wie es üblicherweise abläuft. Im Normalfall, wenn kein Druck dahinter ist, lassen sich die Firmen Zeit. Sie ziehen die erforderlichen klinischen Studien in aller Ruhe nacheinander durch, wenn es gerade passt, also wenn gerade das erforderliche Personal dafür zur Verfügung steht, wenn sie die Budgets dafür erübrigen können oder wenn gerade sonst nichts besonders Wichtiges in der Firma ansteht. Mit einem Wort: das dauert.

Um es an einem Beispiel zu zeigen: Ich habe die Japanische Enzephalitis-Impfung quasi von den ersten Zügen bis zur Zulassung begleitet. Währenddessen ist viel Wasser die Donau hinuntergeflossen. Acht Jahre dauerte der Prozess. Zwischendurch ging es immer wieder auch darum, Mittel für das Vorhaben aufzutreiben, weil es sich beim Entwickler um eine relativ kleine Firma handelte, die mit ihren Ressourcen sehr sorgsam umgehen musste. Doch selbst wenn einer der großen Pharma-Multis von Anfang an so eine Impfung entwickelt, vergehen Jahre.

Bei den COVID-19-Impfstoffen lief das ganz anders. Unter dem enormen Druck entschlossen sich die Pharmafirmen zum Beispiel dazu, die einzelnen Phasen der Impfstoffprüfungen, die üblicherweise hintereinander erfolgen, überlappend durchzuführen und auch die Zulassungsbehörden legten ein geradezu forsches Arbeitstempo an den Tag. Dieses verzahnte System spart sehr viel Zeit.[22]

Gewöhnlich überprüfen Pharmafirmen zunächst, ob der Impfstoff bei Menschen überhaupt funktioniert und anschließend, welche Dosis ideal ist. Genauso gut können kompetente Wissenschaftler aber auch beides gleichzeitig tun.

Es war also zum Beispiel so, dass man, bevor man mit Phase 1 endgültig fertig war, schon mit Phase 2 begann, weil man bereits gesehen hatte: Okay, es funktioniert bei der Zwischenauswertung. Genauso lief es beim Übergang von Phase 2 zu Phase 3. Sobald die Entwickler eine klare Einschätzung über die passende Dosis hatten, fingen sie an, Probanden für Phase 3 zu rekrutieren.

Egal, ob diese Phasen hintereinander oder parallel zueinander ablaufen, in beiden Fällen wissen die Pharmafirmen am Ende, wie gut der Impfstoff vertragen wird und welche Dosierung die optimale Balance zwischen Wirksamkeit und Reaktivität herstellt. Bloß dauert das in einem Fall viele Monate und im anderen nur Wochen.

Gut Ding braucht Weile, könnte man einwenden, und dem kann ich gerade in der Medizin und in der Pharmaindustrie nur vollinhaltlich zustimmen. Doch diese »Weile« hatten die Pharmafirmen auch, und zwar bei der Konzeption der Impfstoffe, dem entscheidenden Teil des Ganzen, der Know-how und Kreativität erfordert. Die Zulassungsverfahren, die danach noch anstehen, sind business as usual. Es gibt dafür Vorgaben, die genau zu erfüllen sind, das ist alles.

Maximale Effizienzsteigerung

Die Pharmafirmen planten nicht nur den Ablauf der Studien neu, sie richteten den ganzen Prozess auf »schneller« aus. Sie setzten dabei, um ihre dafür aufgewendeten Millioneninvestments am Ende nicht durch Schlampigkeit zu verlieren, jeden einzelnen Schritt besonders sorgfältig und exakt so, wie es die Vorschriften vorsehen.

Sie arbeiteten dabei unter anderem wie immer mit mehreren sogenannten Data-Safety-Monitoring-Boards. Das sind unabhängige Experten, die im Auftrag von Herstellern deren eigene Studien überwachen und ihnen zurückmelden, ob dabei alles richtig und korrekt läuft. Ich kann nur sagen, dass bei den COVID-19-Studien niemand irgendeine Phase übersprang oder vorschriftswidrig verkürzte. Das wäre völlig undenkbar, schon aus den genannten Haftungsfragen, die auch Milliardenkonzerne ruinieren könnten.

Kooperation mit der Behörde

Für die Zulassung eines Impfstoffes ist viel zu tun, deshalb gibt es auch viel zu straffen. Die Pharmafirmen müssen mit ihrem Vorhaben vor die Ethik-Kommission, sie müssen ein Protokoll entwickeln und sie müssen die Zentren, die solche Studien operativ durchführen, anwerben.

Diese Zentren sind zumeist universitäre Einrichtungen, die für die Pharmafirmen als »Principal Investigators«, also als Hauptprüfer auftreten und die Studien nach den Protokollen durchführen. Jedes dieser Zentren muss über eine Bewilligung durch die Ethik-Kommission verfügen, für jede einzelne Studie, die es durchführt.

Diese Zentren müssen die Teilnehmer finden und ihre Einverständniserklärung einholen, in der akribisch alles aufgelistet sein muss, was zu diesem Zeitpunkt über den Impfstoff bekannt ist.

Dabei bekommen diese Teilnehmer wohlgemerkt kein Honorar, sondern lediglich eine Aufwandsentschädigung, die bei einer Größenordnung von fünfzig bis sechzig Euro je Termin, den sie wahrnehmen müssen, liegt.

Die größte Studie, die ich selbst durchgeführt habe, war eine mit 3.000 Probanden, und ich weiß, was schon das an Aufwand bedeutete. *Pfizer/Biontech* arbeiteten deshalb bei der Entwicklung des COVID-19-Impfstoffes dem Vernehmen nach mit gleich 150 derartiger Zentren zusammen.

Hinzu kommt, dass die Pharmafirmen im Wissen um die globale Bedeutung ihres Tuns im Vergleich zum Normalzustand viel enger mit der Arzneimittelbehörde kooperierten. Sie legten Zwischenergebnisse vor, sobald sie welche hatten, sodass die Behörden, denen die Bedeutung ihres Tuns ebenfalls bewusst war, ihrerseits schon im Hintergrund mit den Daten zu arbeiten beginnen konnten.

Die Behörde hatte also schon viele Datensätze vor Abschluss der Studien zur Verfügung und mussten nicht jetzt erst nachträglich, wenn für jeden einzelnen Patienten das komplette Dossier abgeliefert war, alles mühsam erfassen. Auch das sparte Zeit, und auch das war weder etwas Neues noch ein krasser Einzelfall. In der Branche gibt es dafür den Begriff »Rolling Review«, und er beschreibt etwas durchaus Mögliches und Übliches: ein rollendes Verfahren.[23]

Priorisiertes Verfahren

Der entscheidende Punkt für Sie, wenn Sie demnächst Ihre persönliche Impfentscheidung treffen, ist: Der Beobachtungszeitraum der Probanden, ihre Anzahl und die Sorgfalt bei ihrer Beobachtung inklusive aller dafür erforderlichen Dokumentationen waren bei den Entwicklungen der COVID-19-RNA-Impfstoffe genau gleich wie bei allen anderen Impfstoff-Entwicklungen. Niemand, auch nicht der amerikanische Ex-Präsident Donald Trump, stellte sich hin und sagte: Das muss diesmal schneller gehen, also lasst bitte dieses oder jenes einfach aus.

Die Beobachtungszeiträume waren teilweise sogar länger als bei anderen Impfstoffentwicklungen, weil hier aufgrund der Besonderheiten des COVID-19-Virus keine Informationen darüber vorlagen, wie lange der zu erwartende Schutz anhält. Bei anderen Studien weiß man das sehr wohl. Insgesamt waren diese Entwicklungen in den Konzernen und bei den Behörden dermaßen priorisiert, dass Fehler im Zuge des Zulassungsverfahrens noch unwahrscheinlicher sind als sonst.

Risiken gibt es immer

Doch Risiken gibt es in der Medizin immer. Es gibt keinen Bereich, der völlig frei davon ist. Das trifft zum Beispiel auch für Operationen zu, die wie Impfungen nicht zu hundert Prozent notwendig sind. Niemand, der zum Beispiel einen Meniskus-Schaden hat, muss ihn reparieren. Er kann auch mit einem lädierten Meniskus weiterleben. Wer sich trotzdem operieren lässt, nimmt ein gewisses Operationsrisiko in Kauf, das selbst bei den heute üblichen minimalinvasiven Eingriffen besteht.

Besonders bei der offenen Operationsmethode kann es zu Nachblutungen kommen. Außerdem besteht bei einer Meniskus-Operation unter anderem immer das Risiko, dass Keime in die Wunde gelangen und eine Infektion auslösen. Eine Infektion im Kniegelenk ist eine sehr ungünstige Komplikation, da durch die Entzündung der Kniegelenksknorpel schwer geschädigt werden kann. Solche Fälle sind selten, weil derartige Eingriffe unter sterilen Bedingungen stattfinden, doch wie gesagt: Das Risiko besteht.

Der Grund, warum wir das Risiko bei einer Impfung völlig anders bewerten als zum Beispiel bei einer Meniskus-Operation, liegt im bereits genannten fehlenden Leidensdruck. Während ein Meniskus-Patient nicht mehr richtig gehen kann und seine Operationsentscheidung vor diesem Hintergrund trifft, haben wir, wenn wir unsere persönliche Impfentscheidung treffen, meistens gerade kein Problem. Es geht uns gut. Wir sind gesund.

Wir kalkulieren bei unserer Entscheidung für oder gegen eine Impfung deshalb immer mit ein, wie hoch die Wahrscheinlichkeit ist, ohne Impfung tatsächlich einen gesundheitlichen Schaden davonzutragen. Bei der Corona-Impfung bedenken wir dabei drei Punkte: Wie groß ist die Gefahr, dass wir uns überhaupt infizieren? Wie groß ist die Gefahr, dass wir nach einer Infektion tatsächlich erkranken? Wie groß ist die Gefahr, dass diese Erkrankung einen schweren oder sogar tödlichen Verlauf nehmen könnte?

Langzeit- und seltene Nebenwirkungen

Das Risiko, das wir bei Impfungen eingehen, ist in der modernen Medizin genau definiert. Dennoch: Ein Restrisiko bleibt immer. Es betrifft vor allem Langzeit- und sehr seltene Nebenwirkungen, also solche, die von ihrer Natur her erst nach der vorgeschriebenen Testphase eintreten, und solche, die so selten auftreten, dass es sie zwar gibt, sie aber auch unter noch so vielen Teilnehmern einer Studie nicht auftreten können.

Kommen wir zum besseren Verständnis zurück auf das angeführte Beispiel der Rotavirus-Impfung: Nach der Rücknahme der ersten Impfstoffgeneration infolge sehr seltener Nebenwirkungen bekamen die Firmen, die neue Rotavirus-Impfstoffe entwickeln wollten, die Auflage, dass sie Phase 3-Studien mit so vielen Kindern vorlegen müssten, dass sie dieses Risiko sicher ausschließen könnten. Deshalb mussten sie gleich 70.000

Kinder in die Studien einschließen. Es gab keine Auffälligkeiten, daher erfolgte die Zulassung. Doch in der Phase 4, also nach der Zulassung, zeigte sich dann, dass auch bei diesen Impfstoffen ein Restrisiko von unter 1:100.000 für solche Darmeinstülpungen besteht.[24]

Die Grenzen des Möglichen

Um selbst solche Risiken ausschließen zu können, wären so viele Probanden nötig, dass die Pharmaindustrie bei der Entwicklung neuer Impfstoffe an ihre Grenzen stoßen würde. Das ganze System würde nicht mehr funktionieren. Die Kosten für die Studien wären viel zu hoch, ebenso wie die Wahrscheinlichkeit, dass dann doch immer etwas auftaucht, das einer Zulassung im Weg steht und die Pharmafirmen um ihre Investition umfallen würden.

Was wäre die naheliegende Folge? Sie würden die Entwicklungen von Impfungen einfach einstellen, und dies wohl trotz aller Emotionalität der Debatte zum Schaden der Menschheit. Schon jetzt sind angesichts der hohen Auflagen immer weniger Pharmafirmen bereit, sich Impfstoff-Entwicklungen überhaupt noch anzutun. Es wird für diese Firmen kaufmännisch immer weniger interessant. Im Grunde ist das das größte Problem, das wir in diesem Bereich haben. Denn es bedeutet, dass wir Impfstoffe, die wir eigentlich bräuchten, irgendwann nicht mehr bekommen.

Wir sind jedenfalls gezwungen, eine Rechnung anzustellen, die vielleicht zynisch wirkt und jedenfalls ethische Grundfragen berührt. Denn wir müssen dabei zum Beispiel das Leben eines an einer impfbedingten Darmeinstülpung verstorbenen Kindes gegen jene der durch den gleichen Impfstoff Geretteten aufrechnen.

Rotaviren, um die es in diesem Fall ging, sind die häufigsten Erreger von Brechdurchfall bei Säuglingen und Kleinkindern. Sie verursachen fast die Hälfte aller Durchfallerkrankungen in dieser Altersgruppe. Die Viren werden über den Darm ausgeschieden, die Übertragung erfolgt meist durch Aufnahme mit dem Mund über verunreinigte Gegenstände. Vor Einführung der Rotavirus-Impfung starben jedes Jahr rund eine halbe Million Kinder weltweit an dieser Infektionskrankheit, im Jahr 2013, als diese Impfung in vielen Ländern bereits Standard war, hat sich die Zahl der Todesfälle auf etwa 200.000 reduziert.[25]

Als der Impfstoff gegen Rotaviren in Österreich auf den Markt kam, sahen wir, dass die Rotavirus-Erkrankungen innerhalb von zwei Jahren um neunzig Prozent zurückgingen. Kinderspitäler und Stationen an Kinderspitälern schlossen, weil die vielen Kinder mit Brechdurchfall nicht mehr aufgenommen werden mussten. Der Nutzen dieser Impfung war somit eindrucksvoll.

Fazit: Die Frage, die sich gemäß dem obigen Beispiel stellt, lautet: Selbst wenn die COVID-19-RNA-Impfung Nebenwirkungen hat, die beispielsweise für einen von einer Million Geimpften tödlich verlaufen könnten – wäre dieser Impfstoff dann vom Markt zu nehmen, obwohl er unter ebendieser einer Million Geimpften 3.000 bis 6.000 das Leben retten könnte? Es ist letztendlich aber keine mathematische, sondern eine ethische Frage, ob dieser Impfstoff weiter zum Einsatz kommen soll oder nicht.

Ein weiteres Beispiel für dieses Dilemma ist ein Impfstoff gegen das Dengue-Fieber[26], der vor einigen Jahren entwickelt wurde. Das Dengue-Fieber ist eine tropische Viruserkrankung. Eine bestimmte Stechmückenart, die tagaktive Aedes-Mücke, überträgt sie. Dengue-Fieber äußert sich in stark erhöhter Temperatur sowie Kopf- und Gliederschmerzen. Meist erholen sich Patienten innerhalb weniger Tage wieder. Dengue-Fieber kann aber auch zu schweren Komplikationen oder sogar zum Tod führen.

Die Philippinen starteten als stark betroffenes Land eine großflächiges Impfprogramm mit dem neuen Impfstoff. Es stellte sich heraus, dass dieser Impfstoff bei Menschen, die vor der Impfung noch nie am Dengue-Fieber erkrankt waren, zu schweren Komplikationen führen konnte, wenn sie nach der Impfung mit einem Denguevirus infiziert wurden.

Diese Komplikationen traten häufiger als bei Ungeimpften auf, waren also ein klar der Impfung zuordenbares Problem.

Die Regierung wog ab. Auf der einen Seite standen hunderttausende Erkrankungen im Jahr mit einem gewissen Prozentsatz an Todesfällen. Auf der anderen Seite standen in damals geschätzten fünfzig bis hundert Fällen im Jahr von der Impfung ausgelöste Krankheitsverläufe, die schwerer sein konnten als normales Dengue-Fieber. Rein rechnerisch also einfach: Der Nutzen der Impfung wäre viel höher gewesen als das Impfrisiko.

Die Philippinen sind kein sehr demokratisches Land, dennoch konnte die Regierung dem Druck der Medien nicht standhalten. Die sagten: Dieser Impfstoff ist gefährlich. Ihr könnt nicht ein so großes Experiment an uns durchführen.

Das ist zweifellos ein vertretbarer Standpunkt, wenn er sich auch als kurzsichtig erwies. Die Regierung stoppte das Impfprogramm. Was war das Ergebnis? Die fünfzig bis hundert impfbedingten Krankheitsfälle blieben aus, dafür stieg die Erkrankungszahl an Dengue-Fieber von 80.000 auf fast 400.000 pro Jahr.

Was bedeutet das, umgelegt auf COVID-19?

In Österreich gibt es jetzt, Anfang Dezember 2020, mehr als 2.700 COVID-19-Tote bei 8,5 Millionen Einwohnern. Ohne eine Möglichkeit, diese Krankheit zurückzudrängen, wird sich an diesem Muster in den kommenden Jahren wenig ändern. Denn das Virus ist gekommen, um zu bleiben, das wissen wir inzwischen alle.

Wir riskieren also auch weiterhin jedes Jahr 2.700 bis 2.800 Tote, abgesehen von den Kosten, die für das Gesundheitssystem und für die Wirtschaft entstehen. Nicht zu vergessen die Schäden, die durch wiederkehrende Lockdowns auftreten und die Kollateralschäden durch die gesellschaftlichen Restriktionen.

Wenn ein Impfstoff vorliegt, der die Zahl der Todesfälle von 2.700 zum Beispiel auf 500 senkt, gleichzeitig aber selbst – fiktiv angenommen – zwei Todesfälle verursacht, dann ergibt sich der Benefit daraus für die Gesamtbevölkerung aus einer Milchmädchenrechnung.

Um es noch an einem anderen Beispiel zu erklären: Ein Sicherheitsgurt im Auto reduziert die Zahl tödlicher Verletzungen bei Unfällen in hohem Ausmaß, aber ab und zu kann der Gurt bei einem Unfall selbst Verletzungen auslösen. Trotzdem würde wegen dieses Risikos niemand ernsthaft die Sinnhaftigkeit des Sicherheitsgurtes infrage stellen.

Aufgrund dieser Rechnung haben wir zum Beispiel die Kinderlähmung-Schluckimpfung trotz unserer Erkenntnis, dass sie in seltenen Fällen eine echte Kinderlähmung auslösen kann, jahrzehntelang weitergeführt. Denn wir wussten: Wir haben keine andere Chance, die Kinderlähmung von diesem Planeten zu entfernen. Und heute sind wir nur noch fünf Zentimeter davon entfernt, das zu schaffen.

Die Frage ist, wie weit das ethisch vertretbar ist. Die Bioethik-Kommission wird dazu wahrscheinlich sagen: Wenn der Schaden überschaubar und im Vergleich zum Nutzen über die Maßen gering ist, dann geht das in vielen Fällen in Ordnung.

Zwei Perspektiven

Interessanterweise bewerten wir dieses Problem bei Impfstoffen ganz anders als bei Arzneimitteln, wo wir es ständig haben. Etwa bei nicht fachgerechten Antibiotika-Therapien. Als Folge können hier zum Beispiel sogenannte opportunistische Infektionen auftreten, an denen Patienten auch sterben können. Man weiß, dass das so ist. Trotzdem würde niemand einem Patienten oder einer Patientin mit einer bakteriellen Infektion wegen dieses Risikos das Antibiotikum verwehren.

Wir sind hier im Bereich der Medizin-Ethik und einer Nutzen-Risiko-Relation. In den Bestimmungen der Arzneimittel-Zulassungsbehörde steht eine positive Nutzen-Risiko-Relation wie schon erwähnt ganz oben.

Geringe Meldung von Impfschäden

Was das Restrisiko bei Impfungen ganz allgemein betrifft, das Sie bei Ihrer persönlichen Impfentscheidung bestimmt einkalkulieren wollen, ist auch eine andere Zahl interessant. In Österreich gibt es ein Impfschadengesetz, das für Schäden, die im Rahmen von staatlich empfohlenen Impfungen auftreten, eine Bundeshaftung garantiert. In Österreich gibt es jährlich 3,5 Millionen Impfungen, dennoch kommt es im Schnitt nur zu vier Anträgen nach diesem Gesetz, von denen etwa jeder vierte bewilligt wird.

Man könnte einwenden, dass es schwer ist, eine körperliche Erscheinung, vielleicht Jahre nach einer Impfung, in einen Kausalzusammenhang mit ihr zu bringen. Doch das ist gar nicht nötig. Das Gesetz ist in diesem Punkt überaus großzügig. Es genügt, wenn ein Gutachter meint, dass ein Zusammenhang wahrscheinlich ist.

Tatsache ist, dass wir in vielen Fällen einen Kausalzusammenhang zwischen Impfung und körperlichem Phänomen nicht endgültig beweisen können. Medizin ist keine exakte Wissenschaft. Nehmen wir als Beispiel die Autoimmunerkrankungen, die Silvia Jelincic im ersten Kapitel thematisiert hat, und über die ein Arzt so kryptisch meinte, »dass man einen Zusammenhang mit Impfungen nicht ausschließen könne und dass sich vieles erst lange Zeit später bemerkbar mache – aber laut dürfe man all das ja nicht sagen«. Eine solche Äußerung ist ziemlich unverantwortlich, weil Ängste geschürt werden können.

Tatsächlich ist der Zusammenhang zwischen Impfungen und Autoimmunerkrankungen in der Forschung seit gut dreißig Jahren ein Thema. So lange versucht die Forschung bereits, diesen Zusammenhang zu finden. Es gibt inzwischen umfangreiche Literatur und Statements dazu. Ich selbst habe mich vor nicht allzu langer Zeit gemeinsam mit Kollegen aus der Neurologie mit dem Thema Multiple Sklerose (die ebenfalls eine Autoimmunkrankheit ist) und Impfungen befasst.

Der Tenor all dieser Publikationen ist: Wir können nach dem gegenwärtigen Stand des Wissens nur sagen, dass es keinen messbaren Zusammenhang gibt. Wir können aber diesen Zusammenhang auch nicht zu hundert Prozent ausschließen, bei Einzelfällen, die im Bereich von einem oder einer unter einer Million Geimpften auftreten.

Nur eines können wir sagen: Es gibt kein messbares Signal dafür in der Bevölkerung. Was, und das ist mir durchaus bewusst, Geimpften, die sich betroffen fühlen, wenig hilft. Denn sie suchen nach den Ursachen und finden sie vielleicht nie, so wie Silvia Jelincic die für »ihren« Lupus-Antikoagulans.

Pro: *Die bisher getesteten Impfungen wirken bei alten Menschen gut.*

Auf der Homepage des Robert Koch-Institutes, einer zentralen Einrichtung der deutschen Bundesregierung auf dem Gebiet der Krankheitsüberwachung und -prävention, heißt es: »Das Risiko einer schweren Erkrankung steigt ab fünfzig bis sechzig Jahren stetig mit dem Alter an. Insbesondere ältere Menschen können, bedingt durch das weniger gut reagierende Immunsystem, nach einer Infektion schwerer erkranken. Da unspezifische Krankheitssymptome wie Fieber die Antwort des Immunsystems auf eine Infektion sind, können diese im Alter schwächer ausfallen oder fehlen, wodurch Erkrankte dann auch erst später zum Arzt gehen. ... Bei älteren Menschen mit vorbestehenden Grunderkrankungen ist das Risiko für einen schweren Krankheitsverlauf höher, als wenn nur ein Faktor (Alter oder Grunderkrankung) vorliegt; wenn mehrere Grunderkrankungen vorliegen (Multimorbidität) ist das Risiko höher als bei nur einer Grunderkrankung.« Dem ist im Hinblick auf die Risikogruppe der älteren Menschen nichts hinzuzufügen.

Eine der wichtigsten Fragen bei der Entwicklung eines COVID-19-Impfstoffes lautete also, wie gut er bei der wichtigen Risikogruppe der älteren Menschen funktioniert. Ich beziehe mich beim Versuch ihrer Beantwortung abermals auf die Ergebnisse, die *Pfizer/Biontech* bei der Entwicklung ihres Impfstoffes erzielten. Einfach deshalb, und da wie gesagt etwa *Moderna* bei der Impfstoff-Entwicklung nach exakt dem gleichen System arbeitete, könnten diese Ergebnisse beispielhaft sein.

Pfizer/Biontech hat diese Risikogruppe, die Hauptzielgruppe für die Impfung, bereits bei der Auswahl der Probanden für die Phase-3-Studien ausführlich berücksichtigt. Vierzig Prozent der rund 40.000 Probanden, also insgesamt 16.000, waren zwischen 56 und 85 Jahren alt. Nun war die Frage, ob die Impfung in dieser Gruppe überhaupt wirken würde, ob sie schlechter als bei jüngeren Menschen aber immerhin etwas wirken würde, oder ob sie sogar gleich gut wirken würde.

Das Ergebnis ließ die Impfstoff-Entwickler und wohl auch hunderttausende Menschen im Gesundheitswesen und in der Altenbetreuung rund um den Globus, die davon hörten, aufatmen.

Denn die Wirksamkeit des Impfstoffes in dieser Gruppe war exakt gleich wie in der Gruppe der jüngeren Menschen. Es gab keinen Unterschied.[27]

Dazu liegt inzwischen auch ein interessantes Nebenergebnis vor. Offenbar hat das Älterwerden doch Einfluss auf die Impfung, aber der fällt nicht negativ aus, wie vielleicht zu befürchten gewesen wäre, sondern positiv. Es geht dabei um die Verträglichkeit des Impfstoffes für ältere Menschen, also um die beschriebenen Nebenwirkungen wie Kopfschmerzen und Müdigkeit. Die Verträglichkeit war bei älteren Menschen sogar geringfügig besser als bei jüngeren. Das heißt, die älteren Menschen hatten weniger stark an diesen Impfreaktionen zu leiden als jüngere.

Diese Ergebnisse sind zum Teil bemerkenswert, zum Teil auch naheliegend und durch die immunologischen Grundlagen erklärbar. Wir wissen, dass der Alterungsprozess des Immunsystems generell dazu führt, dass Menschen mit den Jahren schlechter auf Impfungen ansprechen.

Im Fall dieses COVID-19-RNA-Impfstoffes hatte das keinen Einfluss auf die Wirksamkeit der Impfung insgesamt, sehr wohl aber einen auf die Nebenwirkungen, und zwar einen günstigen.

Doch auch hier sind noch nicht alle Fragen geklärt. So könnte sich später herausstellen, dass bei älteren Personen, weil sie weniger stark reagieren, häufiger Auffrischungen nötig sind. Wir kennen das von der FSME-Impfung: Normalerweise muss alle fünf Jahre aufgefrischt werden, ab einem Alter von sechzig Jahren aber alle drei Jahre.

Die endgültigen Antworten auf solche Fragen werden erst die Daten aus der weiteren Beobachtung der Probanden aus der Phase-3-Studie beziehungsweise die Rückmeldungen aus der Bevölkerung liefern.

Contra: *Für Kinder und Jugendliche unter 18 Jahren werden die ersten Corona-Impfungen nicht zugelassen sein.*

Nicht geeignet werden die COVID-19-Impfungen in Europa vorerst für Kinder und Jugendliche unter 18 Jahren sein (in den USA für Kinder unter zwölf Jahren). Selbst wenn Eltern ihre Kinder impfen lassen wollten, hätten sie keine sinnvolle Möglichkeit dazu. Denn die Impfungen sind vorläufig für diese Altersgruppe gar nicht zugelassen. Der Grund dafür ist, dass Kinder aus medizinischer und pharmakologischer Sicht in Impfstudien ganz besonderer Obsorge bedürfen.

Die Auflagen gemäß der »Good Clinical Practice« für die Zulassung von Impfungen für diese Altersgruppe sind noch viel umfangreicher, komplizierter, bürokratischer und insgesamt schärfer als bei Impfungen für Erwachsene. Sie unterliegen noch viel strengeren Kriterien. Wie gesagt gibt es Impfungen für Kinder, die Studien mit 70.000 Probanden erforderten, was für die Pharmafirmen enormen Aufwand bedeutet.

Die Pharmafirmen haben sich deshalb bei der Entwicklung der COVID-19-Impfungen zunächst auf die Über-18-Jährigen, beziehungsweise in den USA auf die Über-Zwölfjährigen konzentriert. Was gerade bei COVID-19 abgesehen von dem geringeren Aufwand noch aus einem anderen Grund nahelag. Kinder und Jugendliche sind, was die Ausprägung der Erkrankung betrifft, begünstigt. Sie sterben nur in seltenen Ausnahmefällen daran. Zudem sind sie auch epidemiologisch weniger relevant.

Wir wissen heute, dass Kinder insgesamt gesehen in der Verbreitung der Erkrankung altersabhängig eine sehr geringe bis geringe Rolle spielen. Das bedeutet, dass sie anders als Erwachsene keine »Virusschleudern« sind. Sie scheiden relativ wenig Virus aus, sie sind schwerer infizierbar und geben die Infektion deshalb auch weniger gut weiter.

Anderes Regelwerk

Hintergrund für diese Unterscheidung zwischen den Anwendungsgruppen Jung und Älter beziehungsweise Alt ist eine seit einigen Jahren bestehende Regelung im Arzneimittelgesetz. Demnach bekommen Pharmafirmen eine Zulassung für ein bestimmtes Präparat immer nur für die Gruppen von Personen, für die sie eindeutige Daten vorlegen. Für Gruppen, die sie nicht untersucht haben, bekommen sie auch keine Zulassung.

Das hat einen großen Vorteil. Für die untersuchten Gruppen liegt auf diese Art besonders gutes Datenmaterial vor. Es hat aber auch einen Nachteil. Außerhalb der untersuchten Gruppen darf das betreffende Präparat nicht angewandt werden. Es sei denn im sogenannten Off-Label-Bereich. Hier trifft ein Arzt die Entscheidung, ein Präparat auch außerhalb der Zulassungsbestimmungen anzuwenden.

Wenn Eltern besonders große Sorgen haben, ihre Kinder könnten an COVID-19 erkranken und die Krankheit könnte bei ihnen einen schweren Verlauf nehmen, könnten sie theoretisch ihren Hausarzt konsultieren und mit ihm über so eine Off-Label-Impfung sprechen. Zu empfehlen ist das zumindest anfangs keinesfalls und kein vernünftiger Arzt wird sich darauf einlassen, aber theoretisch wäre es möglich.

Der Hersteller des Präparates, also die Pharma-firma, würde dann aber auch keine Verantwor-tung und keine Haftung mehr für die Wirkung und die Nebenwirkungen der Impfung überneh-men. Ärzte würden sich diesen Schritt also schon deshalb sehr genau überlegen.

Schrittweises Herantasten

Die Pharmafirmen haben also bei der Entwick-lung der COVID-19-Impfstoffe aus ihrer Verant-wortlichkeit heraus gesagt: Sehen wir uns zu-nächst anhand unserer Studien und im Feld an, wie die Impfung bei den Erwachsenen funktio-niert. Wenn wir das hinkriegen, gehen wir einen Schritt weiter und führen Studien auch mit jun-gen Probanden durch. Ich gehe davon aus, dass die Pharmafirmen früher oder später anfangen werden, Studien mit Kindern nachzureichen.

Selbst wenn sie im nächsten Schritt mit der jungen Altersgruppe weiterforschen, heißt das nicht, dass sie gleich Säuglinge impfen. Sie füh-ren dann zunächst Studien mit Adoleszenten durch und in der Folge, wenn es zu keinen Auffälligkeiten kommt, mit Kindern über zehn Jahren und erst danach mit noch jüngeren Kindern. Sie überprüfen die Wirksamkeit bei Kindern und Jugendlichen also sorgsam Schritt für Schritt und können sich dafür Zeit nehmen.

Studien mit Jugendlichen oder sogar mit Kindern, das klingt zunächst vielleicht verstörend. Doch Impfungen für Erwachsene und Impfungen für Kinder sind nun einmal zwei verschiedene Paar Schuhe, und trotz des höheren Aufwandes sind für Kinder sogar mehr Impfungen zugelassen als für Erwachsene. Denn es gibt Kinderkrankheiten, also Krankheiten wie die erwähnte Rotavirus-Erkrankung und viele andere, vor denen wir Kinder schützen müssen, die aber für Erwachsene keine Rolle mehr spielen. Hätten die Hersteller zum Beispiel für die Impfung gegen Rotavirus-Erkrankungen keine Studien mit Kindern durchgeführt, hätten sie ihre Zielgruppe verfehlt und alle anderen Kinder wären ungeschützt geblieben.

Contra: *Mit COVID-19-Impfungen ist keine Herdenimmunität zu erreichen.*

Das COVID-19-Virus hat es geschafft, den durchschnittlichen Wissensstand der Bevölkerung über Virologie deutlich zu heben. Zum Beispiel ist jetzt allgemein bekannt, was der Begriff »Herdenimmunität« bedeutet: Dafür müssen so viele Menschen immun gegen das Virus sein und es nicht mehr weitergeben, dass sich die Krankheit nicht weiter ausbreiten kann.

In der Theorie besteht die Chance, Herdenimmunität nicht nur durch natürliche Infektionen, sondern auch durch Impfungen aufzubauen: Wenn genug Menschen aufgrund einer Impfung immun wären und als Infektionsquellen ausfielen, wäre die Herdenimmunität auch erreicht. Beispiele dafür sind Impfungen gegen Hepatitis B, gegen Masern oder gegen Pneumokokken.

Doch bei näherer Betrachtung erweist es sich bei COVID-19 als Illusion, dass dieses Ziel unmittelbar erreichbar ist.

Das hat auch damit zu tun, dass wir einen Teil der Bevölkerung, die Kinder und Jugendlichen, beim Impfen zunächst ganz außen vor lassen.

Ihre Rolle mag epidemiologisch weniger relevant sein, ein Faktor auf dem Weg zur Herdenimmunität bleiben sie dennoch.

Vor allem aber hat es damit zu tun, dass wir noch nicht wissen, ob die jetzt entwickelten Impfstoffe die Übertragung der Infektion durch die Geimpften tatsächlich zu hundert Prozent verhindern. Es gibt hier drei Möglichkeiten. Entweder können Geimpfte das Virus gar nicht mehr in sich tragen und dementsprechend auch nicht weitergeben. Oder sie können es in sich tragen und nur noch in beschränktem Maß weitergeben, zum Beispiel weil ihre Viruslast beschränkt ist. Oder als dritte Möglichkeit: Die Übertragungsfähigkeit wird durch eine Impfung überhaupt nicht beeinflusst, was natürlich die unerfreulichste Variante wäre.

Wie genau es sich damit verhält, werden ebenfalls erst die kommenden Monate zeigen. Bei Impfstoffen, die so hohe klinische Wirksamkeit haben, wie die bisher näher bekannten COVID-19-Impfstoffe, ist davon auszugehen, dass sie die Infektionsweitergabe zumindest behindern. Es muss nicht so sein, aber ich könnte mir vorstellen, dass Geimpfte deutlich weniger infektiös sind.

Ein nicht geimpfter und infizierter Mensch ist derzeit etwa eine Woche oder zehn Tage lang infektiös, mit relativ hoher Viruslast. Wenn eine Impfung beispielsweise sicherstellt, dass der gleiche Mensch nur noch drei Tage infektiös ist, bei geringerer Viruslast, ist er epidemiologisch viel unproblematischer. Er wird weniger andere Menschen anstecken, selbst wenn er sich nicht in Quarantäne begibt.

Inseln in der Bevölkerung

Wir gehen davon aus, dass fünfzig bis sechzig Prozent der Bevölkerung geimpft sein müssen, um zwar keine Herdenimmunität, aber einen nennenswerten epidemiologischen Effekt im Sinne einer Verminderung der Krankheitslasten zu erzielen. Vorausgesetzt, dass die Impfung die Infektionskette zumindest beeinträchtigen kann.

Schon fünfzig bis sechzig Prozent sind kein ganz leicht erreichbares Ziel. Herdenimmunität liegt dann schon in nahezu unerreichbarer Ferne. Dafür müssten 75 Prozent der Menschen geimpft sein, und zwar homogen, also quer durch die gesamte Bevölkerung.

Das ist umso schwieriger, als es neben den Kindern und Jugendlichen auch weitere »Inseln« in der Bevölkerung gibt, in Form von Gruppen, die sich kaum ohne weiteres impfen lassen werden. Ältere Menschen werden aus bloßem Eigeninteresse wohl mehrheitlich dabei sein, aber junge und gesunde Erwachsene werden wohl zögern.

Herdenimmunität ist nicht das Ziel

Das Erreichen der Herdenimmunität und das damit mögliche Ausrotten des Virus ist allerdings auch nicht das vordringliche Ziel der COVID-19-Impfung. Es geht vor allem darum, das Virus so weit zurückzudrängen, dass die Kapazitätsgrenzen der Krankenhäuser nicht mehr gefährdet sind und somit unser Gesundheitssystem stabil bleibt, und dass Risikogruppen geschützt sind, weil vor allem sie einen hohen Preis bei einer Erkrankung bezahlen müssen. Das lässt sich mit einer breiten Impfbereitschaft der älteren Bevölkerungsgruppen erreichen und auch dann, wenn sich herausstellen sollte, dass Geimpfte weiterhin Infektionsquellen sein können.

Fazit: Wir können nicht alle einfach unsere Masken wegwerfen, sobald die Impfungen richtig angelaufen sind. Die Impfungen werden neben allen anderen notwendigen Schutzmaßnahmen zunächst nur ein zusätzliches Mittel sein, um die COVID-19-Infektion nach und nach aus der Bevölkerung, vor allem aus den gefährdeten Bevölkerungsgruppen, herauszudrängen. Doch das Virus wird auch dann weiter existieren. Ewig müssen wir aber auch nicht warten, bis wir unsere Masken schließlich doch noch entsorgen können. Wenn die Impfstoffe die sehr guten Studienergebnisse bestätigen, und wenn sie die Übertragung zumindest deutlich beeinträchtigen, werden wir innerhalb eines Jahres bereits wesentliche Erfolge sehen. Das bedeutet, dass das Virus von da an keine unmittelbare Bedrohung mehr für unser Gesundheitssystem darstellt.

Wenn die Bevölkerung die Impfung gut annimmt, was bei der deutschen eher zu erwarten ist als bei der besonders impfskeptischen österreichischen, wird dieser Winter, der Winter 2020/2021, also der letzte sein, in dem wir massive Einschränkungen unseres persönlichen Lebens durch Lockdowns und andere Maßnahmen in Kauf nehmen müssen. Anders ausgedrückt: Wenn bis zum nächsten Herbst rund fünfzig Prozent der Bevölkerung geimpft sind, entspannt sich die Situation.

Die häufigsten Impf-Irrtümer

Ziel dieses Buches ist es wie gesagt, dass Sie Ihre Entscheidung für oder gegen eine COVID-19-Impfung auf rationalen Grundlagen und nicht etwa getrieben von hochgehenden Emotionen treffen.

Diese Emotionen haben auch dazu geführt, dass teilweise richtige Fakten falsch interpretiert oder verzerrt werden, oder dass sich überhaupt Irrtümer verbreiten. Einige dieser Fehlinterpretationen und Irrtümer sind besonders hartnäckig und in der Lage, Ihrer persönlichen Impfentscheidung den Boden der Sachlichkeit zu entziehen. Die wichtigsten und für die COVID-19-Impfung relevantesten davon sind hier aufgelistet, inklusive einer kurzen Erklärung, was daran wirklich stimmt, was falsch ist und wie sich die Situation aus wissenschaftlicher Sicht tatsächlich darstellt.

Verfasst hat das Folgende das bereits zitierte Robert Koch-Institut gemeinsam mit dem Paul-Ehrlich-Institut, dem deutschen Bundesinstitut für Impfstoffe und biomedizinische Arzneimittel.[28] Einige administrative Ausführungen treffen nur auf Deutschland zu und werden in Österreich anders gehandhabt.

»Die Wirksamkeit von Impfungen wurde niemals belegt.«

Nach geltendem Arzneimittelrecht erhält ein Impfstoff nur dann eine Zulassung, wenn nachgewiesen ist, dass er auch wirksam und verträglich ist. Den Nachweis muss der Hersteller in vorklinischen Untersuchungen und klinischen Prüfungen erbringen. Geprüft werden die wissenschaftlichen Belege auf EU-Ebene unter der Regie der Europäischen Arzneimittelagentur EMA (European Medicines Agency). Hierzulande liegt die Verantwortung beim Paul-Ehrlich-Institut als Bundesinstitut für Impfstoffe und biomedizinische Arzneimittel.

Darüber hinaus werden auch nach der Zulassung meist von den Herstellern, aber auch von unabhängigen Wissenschaftlern aus Universitäten und Forschungsinstituten Studien durchgeführt, in denen die Wirksamkeit und Sicherheit von Impfungen fortlaufend untersucht wird. Daher konnten bei Impfstoffen, die bereits seit vielen Jahrzehnten eingesetzt werden, zum Beispiel beim Masernimpfstoff, Wirksamkeit und Sicherheit bei Millionen von Menschen belegt werden.

Ausdruck der Wirksamkeit ist nicht zuletzt die Tatsache, dass die Masern weltweit erfolgreich zurückgedrängt und Todesfälle vermieden werden konnten.

Ein weiteres bekanntes Beispiel dafür ist die Einführung der Schluckimpfung gegen Kinderlähmung (Poliomyelitis) Anfang der 1960er Jahre. Während in der Bundesrepublik 1961 noch fast 4.700 Kinder an Kinderlähmung erkrankten, waren es 1965 bereits weniger als 50 Kinder. Seit 1990 sind in Deutschland keine Erkrankungen durch Wildpolioviren mehr aufgetreten (siehe auch Antwort auf den Einwand 17).

Ähnlich durchschlagend war die Impfung gegen das Bakterium Haemophilus influenzae (Typ b), das schwere Hirnhautentzündungen bei Säuglingen und Kleinkindern verursachen kann. In der DDR, wo die Infektionszahlen sehr genau registriert wurden, traten in den Jahren vor 1990 jeweils etwa 100 bis 120 Fälle von Hirnhautentzündungen auf. Als im Jahr 1990 die Haemophilus-Impfung in ganz Deutschland eingeführt wurde, verringerte sich die jährliche Fallzahl in den östlichen Bundesländern rasch auf weniger als zehn.

»Keiner der behaupteten krankmachenden Erreger wurde bisher gesehen, isoliert und als existent bewiesen.«

Ohne Erreger keine Impfung – so lautet eine Art Grundgesetz der Mikrobiologie. Impfstoffe werden auf der Basis von abgeschwächten oder inaktivierten Krankheitserregern oder Bestandteilen gewonnen. Mitunter werden auch nah verwandte Erregerstämme zur Impfstoffherstellung verwendet. Ohne ein spezifisches Wissen um die Krankheitserreger wäre demzufolge eine systematische Impfstoffentwicklung nicht möglich gewesen. Auf der Grundlage dieses Wissens lässt sich das Immunsystem des Körpers gewissermaßen auf die echte Erkrankung vorbereiten.

Robert Koch schuf entscheidende methodische Grundlagen in der Bakteriologie. Dazu zählen unter anderem die Entwicklung fester Nährböden zur Züchtung von Bakterien sowie die Einführung der Mikrofotografie, die wesentlich zur Ausweitung der bakteriologischen Forschung beitrug. Als Kreisphysikus entdeckte Robert Koch im Jahr 1876 die Milzbrandsporen als Ruheform des Milzbrand-Erregers und erklärte dadurch die bis dahin unverstandene Infektionskette und die hohe Widerstandsfähigkeit des Bakteriums gegenüber Umweltfaktoren. Damit hatte Robert Koch als Erster den Zusammenhang eines Mikroorganismus als Ursache einer Infektionskrankheit nachgewiesen. Viren dagegen ließen sich lange Zeit nicht abbilden, da sie für eine Darstellung im Lichtmikroskop zu klein sind. Dank der Entwicklung der Elektronenmikroskopie im 20. Jahrhundert liegen uns heute von den lichtmikroskopisch nicht darstellbaren Viren detaillierte Bilder vor.

In vielen Fällen ist zudem der genetische Code der Krankheitskeime bekannt. Dieses Wissen wird beispielsweise zur gentechnischen Herstellung des Hepatitis-B-Impfstoffes in Hefezellen genutzt. Der Impfstoff besteht lediglich aus einem spezifischen Oberflächenmolekül des Hepatitis-Virus, dem sogenannten HBs-Antigen. Sehr viel traditioneller ist dagegen immer noch die Produktion vieler Grippe-Impfstoffe: Die Grippeviren werden in Hühnereiern vermehrt, anschließend abgetötet und zu hoch gereinigten Impfstoffen verarbeitet.

»Impfungen schützen nicht langfristig und müssen ständig wiederholt werden.«

Ob eine Impfung wiederholt werden muss oder nicht, ist von Impfstoff zu Impfstoff unterschiedlich. Wenn beispielsweise ein Kind im Rahmen der sogenannten Grundimmunisierung zweimalig eine Kombinationsspritze gegen Masern, Mumps und Röteln erhält, kann man davon ausgehen, dass der Immunschutz gegen Masern und Röteln tatsächlich ein Leben lang währt.

Anders verhält es sich bei Tetanus, Diphtherie, Polio oder Keuchhusten. Die Impfung gegen diese Krankheiten bietet fünf bis zehn Jahre Schutz – danach sollte sie wiederholt werden. Einen weitaus kürzeren Schutz bietet eine Grippeimpfung: Da sich der Grippeerreger enorm schnell verändert, müssen gefährdete Personen den Immunschutz jedes Jahr mit einem neu zusammengesetzten Impfstoff auffrischen lassen.

Aufgrund der zeitlich begrenzten Wirkung eines Impfstoffes ist jedoch nicht von einer geringen Effektivität auszugehen. So kann eine jährliche Grippeschutzimpfung bei chronisch Kranken oder alten Menschen das Risiko für lebensbedrohliche Erkrankungsverläufe verringern. Auch eine Immunisierung gegen Tetanus im 10-Jahres-Turnus erscheint angesichts der mitunter tödlichen Infektion als ein geringer Aufwand.

Des Weiteren sollte bedacht werden, dass auch Personen, die einmal eine Infektionskrankheit überstanden haben, nicht dauerhaft gegen diese Krankheit immun sind. Sowohl an Tetanus als auch an Diphtherie oder Keuchhusten kann man mehrfach im Leben erkranken. Es sind sogar einige Fälle bekannt, in denen Menschen zweimal an Masern erkrankten.

»Man kann trotz Impfung erkranken.«

Keine einzige Impfung vermag ausnahmslos alle Geimpften zu schützen ebenso wie kein Medikament bei sämtlichen Patienten wirkt. Allerdings können Impfungen die Erkrankungswahrscheinlichkeit deutlich senken.

Man stelle sich folgendes Szenario vor: In einer Grundschule träte eine Masern-epidemie auf. Die eine Hälfte der Schüler wäre geimpft, die andere nicht. Statistisch gesehen würden etwa 97 bis 98

Prozent der nicht geimpften Schüler erkranken, wohingegen unter den Geimpften nur zwei bis drei Prozent erkrankten. Bei der Grippeimpfung dagegen ist die Wirkung weniger gut. Je nach Alter und Gesundheitszustand schützt sie etwa vierzig bis 75 Prozent der Geimpften vor Grippe, wobei die Impfung bei alten Menschen in der Regel am schlechtesten anschlägt.

Des Weiteren kann eine nicht rechtzeitig durchgeführte Auffrischimpfung oder ein noch unvollständig aufgebauter Immunschutz die Impfung weniger effektiv werden lassen. So müssen die klassischen Kinder-Schutzimpfungen zunächst mehrfach nach einem zeitlich geregelten Schema wiederholt werden, bevor man mit einer zuverlässigen und dauerhaften Schutzwirkung rechnen kann.

Darüber hinaus gibt es Impfungen, die lediglich besonders schwere Erkrankungsverläufe verhindern. Dies ist bei der sogenannten BCG-Impfung gegen Tuberkulose der Fall, die man hierzulande bis Ende der Neunziger Jahre standardmäßig bei Säuglingen durchführte, inzwischen aber vor allem wegen der vergleichsweise geringen Erkrankungswahrscheinlichkeit als Regelimpfung aufgegeben hat. Die Impfung schützte die Kinder zwar nicht vor einer Tuberkuloseinfektion an sich – aber vor ihren schlimmsten Komplikationen mit Befall des ganzen Körpers und Gehirns.

»Impfungen verursachen die Erkrankungen, gegen die sie schützen sollen.«

Nur sehr wenige Impfstoffe enthalten abgeschwächte, noch lebende Erreger. Diese können tatsächlich krankheitsähnliche Symptome hervorrufen – eine voll ausgeprägte Erkrankung entwickelt sich aber praktisch nie. Bekanntestes Beispiel sind die »Impfmasern«. Da der Masernimpfstoff ein abgeschwächtes, aber noch vermehrungsfähiges Masernvirus enthält, kommt es bei rund fünf Prozent der Geimpften nach etwa einer Woche zu einem masernartigen Hautausschlag und Fieber. Diese Symptome gehen in der Regel mit der Ausbildung einer guten Immunität gegen Masern einher. Eine voll ausgeprägte Masernerkrankung oder bekannte Komplikationen wie Mittelohr- oder Lungenentzündungen treten nicht auf. Auch die gefürchtete Entzündung des

Gehirns, die Masern-Enzephalitis, tritt nach einer Masernimpfung nur in Ausnahmefällen auf. Einzelne Fälle wurden vor allem berichtet, wenn Personen mit einer unerkannten Kontraindikation für eine Masernimpfung (z.B. Erkrankung des Immunsystems) geimpft worden waren. Nach einer Impfung von gesunden Menschen wird sie so gut wie nicht beobachtet.

Leider gab es zu Zeiten der Schluckimpfung immer wieder Fälle von Kinderlähmung (Poliomyelitis), die durch die Impfung selbst verursacht wurden. Der Lebendimpfstoff, der die Poliomyelitis mit gutem Erfolg zurückdrängen half, verursachte selbst jedes Jahr einige wenige Infektionen. Die Schluckimpfung mit diesem Lebendimpfstoff wird daher nicht mehr durchgeführt. Seit Januar 1998 empfiehlt die Ständige Impfkommission die Polio-Impfung aus den oben genannten Gründen nur noch per Injektion mit dem Totimpfstoff, der die Erkrankung nicht auslösen kann.

Die meisten Impfstoffe enthalten abgetötete Erreger oder, wie etwa die Grippeimpfstoffe, nur deren Bestandteile. Für diese Impfstoffe gelten die oben geschilderten Zusammenhänge nicht. Unabhängig von der Art des Impfstoffs treten in der

Folge von Impfungen mitunter Fieber, Übelkeit oder Schläfrigkeit sowie Schwellungen und Rötungen an der Injektionsstelle auf. Dabei handelt es sich zum Teil um erwünschte Reaktionen des gesunden Immunsystems auf den verabreichten Impfstoff, die einen Indikator für eine zukünftig gute Immunität gegen die Erkrankung darstellen.

»Impfungen fördern Allergien.«

Sicher ist: Es gibt heutzutage mehr Impfungen – und mehr Allergien. Ob das eine jedoch mit dem anderen zusammenhängt, ist nicht belegt. Zwar hatten schwedische Mediziner vor einigen Jahren gezeigt, dass Kinder aus anthroposophisch orientierten Familien seltener zu Ekzemen neigen. Tatsächlich wurden diese Kinder nicht so häufig geimpft. Doch bekamen sie auch seltener Antibiotika, ernährten sich anders, und ihre Eltern rauchten weniger. In einer anderen Studie stellten amerikanische Allergologen fest, dass Eltern, die Impfungen ablehnen, bei ihren Kindern weniger häufig Asthma oder Heuschnupfen beobachten. Doch auch in dieser Untersuchung blieb ungeklärt, ob wirklich ein ursächlicher Zusammenhang zwischen »Nicht-Impfen und dem Auftreten Asthma oder Heuschnupfen« bestand.

Gegen eine solche Verbindung sprechen viele andere Studien. So ergab eine Analyse Rotterdamer Ärzte, die alle zwischen 1966 und 2003 zu dem Thema veröffentlichten Fachartikel auswerteten, dass sich insbesondere in den methodisch zuverlässigeren Untersuchungen kein erhöhtes Allergierisiko finden ließ. Es zeigte sich vielmehr, dass Impfungen das Risiko für die Allergie-Entwicklung verringern können.

Auch eine Erfahrung hierzulande weist in diese Richtung: In der DDR, wo eine gesetzliche Impfpflicht bestand und fast alle Kinder geimpft wurden, gab es kaum Allergien. Diese nahmen in Ostdeutschland erst nach der Wende zu, während gleichzeitig die Impfquoten sanken.

»Die Nebenwirkungen und Risiken von Impfungen sind unkalkulierbar.«

Immer wieder ist in den vergangenen Jahren darüber gestritten worden, ob Autismus, Diabetes oder selbst Multiple Sklerose durch Impfungen ausgelöst werden könnten. Einen Nachweis dafür gibt es allerdings bis heute nicht, vielmehr sprechen die Ergebnisse zahlreicher Studien gegen einen Zusammenhang zwischen Impfungen und den genannten Krankheiten.

Ein britischer Arzt, Andrew Wakefield, hatte Ende der Neunziger Jahre nach einer sehr kleinen Studie (zwölf Kinder) die Hypothese aufgestellt, dass die Masern-Mumps-Röteln-Impfung zu Schäden im Darm und dadurch zum Eindringen neurotoxischer Substanzen in den Organismus führen könnte. Dies behindere die geistige Entwicklung und begünstige Autismus. Es wurden größere Studien durchgeführt, um die Hypothese zu überprüfen, aber keine Untersuchung konnte den behaupteten Zusammenhang bestätigen. Dann kam heraus, dass Wakefield von Anwälten Geld erhalten hatte, die Eltern Autismus-betroffener Kinder vertraten und nach Verbindungen zwischen Autismus und Impfung suchten, um Hersteller des Impfstoffes zu verklagen. Im Jahr 2004 zogen zehn der ursprünglich 13 Autoren der eingangs erwähnten Studie ihre Interpretation offiziell zurück. Der verantwortliche Arzt verlor

2010 in Großbritannien wegen unethischen Verhaltens seine Zulassung.

Gleichwohl ist unbestritten, dass Impfstoffe Nebenwirkungen haben können. Eine Hauptschwierigkeit liegt hier in der Risikobewertung: Impfungen werden fast allen Kindern gegeben. Es ist somit nicht verwunderlich, dass Gesundheitsstörungen und Erkrankungen, die im Kindesalter gehäuft auftreten, zufällig im zeitlichen Zusammenhang mit einer Impfung registriert werden. Ein echter ursächlicher Zusammenhang muss deshalb nicht bestehen. Vor einigen Jahren wurde beispielsweise die Vermutung diskutiert, der plötzliche Kindstod könnte durch Impfungen begünstigt werden, da Kinder in einer Reihe von Fällen kurz nach einer Immunisierung verstorben waren. Inzwischen weisen Studien sogar eher in die entgegengesetzte Richtung. So stellten Mediziner von der Universität Magdeburg bei einer umfangreichen Analyse von gut 300 Kindstodesfällen fest, dass diese betroffenen Babys seltener und später geimpft worden waren als üblich.

Generell gilt, dass es sowohl nach ärztlichem Standesrecht wie auch nach Infektionsschutzgesetz vorgeschrieben ist, Verdachtsfälle auf Impfkomplikationen an das Paul-Ehrlich-Institut zu melden. Das Institut bewertet diese Meldungen im Hinblick auf einen ursächlichen Zusammenhang mit der Impfung mit dem Ziel, mögliche Risikosignale sehr seltener Nebenwirkungen frühzeitig zu erkennen und entsprechende Maßnahmen ergreifen zu können. Somit ist sichergestellt, dass auch nach der Zulassung die Impfstoffe einer kontinuierlichen Sicherheitskontrolle unterliegen.

»Impfstoffe enthalten gefährliche Chemikalien«

In einigen Impfstoffen sind Formaldehyd, Aluminium, Phenol oder Quecksilber enthalten – allerdings in äußerst geringen Konzentrationen (weit unterhalb toxikologischer Grenzwerte). Die Substanzen dienen beispielsweise dazu, um Impfviren abzutöten (Formaldehyd), die Immunantwort zu verstärken (Aluminiumhydroxid) oder den Impfstoff haltbar zu machen (Phenol).

Vor einigen Jahren hatten zwei amerikanische Mediziner die These aufgestellt, der in den USA registrierte Anstieg von Autismusfällen hänge mit dem quecksilberhaltigen Konservierungsmittel *Thiomersal* zusammen, der in manchen Impfstoffen vorhanden ist. Die Weltgesundheitsorganisation WHO, das US-amerikanische *Institute of Medicine* sowie die europäische Arzneimittelbehörde EMA sind inzwischen allerdings unabhängig voneinander zu dem Schluss gelangt, dass die verfügbaren Studien gegen einen solchen Zusammenhang sprechen. Gleichwohl haben die Pharmahersteller auf die heftige Debatte reagiert: Für alle generell empfohlenen Schutzimpfungen sind inzwischen quecksilberfreie Impfstoffe verfügbar.

»Bei der Impfstoffherstellung kann es zu Verunreinigungen kommen, die für Erkrankungen wie BSE, AIDS oder Krebs verantwortlich sind.«

Richtig ist, dass beispielsweise für die Anzucht einiger Impfviren das Serum von Kälbern als Nährmedium für die entsprechenden Zellkulturen verwendet wird. Allerdings dürfen dabei nur zertifizierte Produkte aus BSE-freien Ländern wie Neuseeland eingesetzt werden.

Ähnlich streng sind die Kontrollen bei bestimmten Eiweißbestandteilen, wie dem sogenannten Humanalbumin, das aus menschlichem Blutplasma gewonnen wird. Diese Eiweiße dienen in bestimmten Fällen dazu, Lebendimpfstoffe zu stabilisieren und haltbarer zu machen. Um sicherzustellen, dass es dabei zu keiner Übertragung von HIV oder Hepatitisviren kommt, werden Plasmaprodukte systematisch auf die Erreger getestet. Zudem sorgen zusätzliche Verfahren im weiteren Herstellungsverlauf dafür, dass die Produkte generell keimfrei sind. Die Verwendung von ursprünglich aus Tumorgewebe stammenden Zellen für die Impfstoffproduktion von Influenzaviren kann keinesfalls Krebs verursachen. Solche Zellen werden verwendet, weil sie sich unbegrenzt vermehren. Die Zellbestandteile gelangen aber überhaupt nicht in den Impfstoff.

Schwerwiegende Produktionsfehler, die – wie bei jedem Produktionsprozess – zu Unglücken führen könnten, sind in der jüngeren Vergangenheit nicht vorgekommen. In den Fünfzigerjahren des 20. Jahrhunderts gelangten in den USA kurz nach Beginn des Routineeinsatzes des inaktivierten Polio-Impfstoffs versehentlich nicht-inaktivierte Polioviren in den Impfstoff. Dadurch wurden mehrere hunderttausend Kinder infiziert, es kam zu rund 50 Fällen von dauerhafter Lähmung und fünf Todesfällen. Dieser schwere Zwischenfall wird nach dem Hersteller *Cutter Laboratories* als »Cutter-Unfall« bezeichnet.

Kontrollmechanismen in der Arzneimittelsicherheit werden regelmäßig dem aktuellen Stand des Wissens angepasst. Dank einer neuartigen Untersuchungsmethode wurde im Jahr 2011 eine Verunreinigung eines Impfstoffes gegen Rotaviren mit sogenannten Schweineviren (Porcines Circovirus 1, kurz PCV-1) entdeckt. Mit Hilfe weiterer spezifischer Nachweismethoden stellten u.a. Wissenschaftler im PEI und RKI fest, dass der Impfstoff zwar große Mengen von PCV-1-Partikeln enthielt, diese aber nicht infektiös und damit nicht gesundheitsgefährdend waren.

»Es gibt Ärzte, die vom Impfen abraten.«

Nur wenige Ärzte sind gänzlich gegen das Impfen. Allerdings finden sich in der Tat manche, die eine kritische Haltung gegenüber einzelnen Impfungen einnehmen – was nicht per se heißen muss, dass es dafür gute wissenschaftliche Gründe gäbe. Auch persönliche Erfahrungen, religiöse oder philosophische Überzeugungen spielen hierbei eine wichtige Rolle.

Indes muss eine alternativmedizinische Ausrichtung der Idee des Impfschutzes keineswegs widersprechen. Freiburger Forscher stellten vor einigen Jahren bei einer Befragung von über 200 homöopathisch orientierten Ärzten fest, dass diese die »klassischen« Impfungen gegen Tetanus, Diphtherie und Polio fast ebenso häufig verabreichen wie ihre schulmedizinisch orientierten Kollegen. Auch bei der Masernimpfung findet ein Umdenken statt. Viele naturheilkundlich oder homöopathisch ausgerichtete Ärzte empfehlen inzwischen explizit diese Impfung. Der Deutsche Zentralverein homöopathischer Ärzte (DZVhÄ) hob in einer Stellungnahme aus dem Jahr 2002 hervor, dass eine Diskussion über den

Nutzen und Nachteil von Impfungen völlig legitim sei und die Entscheidung dafür oder dagegen individuell getroffen werden müsse. Gleichzeitig aber bekräftigte der DZVhÄ die Bedeutung der Ständigen Impfkommission am Robert Koch-Institut. Deren Empfehlungen seien »sorgfältig erwogen und berücksichtigen den aktuellen Stand des Wissens mit der Absicht, das Auftreten vieler Infektionskrankheiten grundsätzlich zu verhindern.«

»Der Rückgang von Erkrankungen ist eine Folge verbesserter Hygiene und Ernährung und hat nichts mit Impfungen zu tun.«

Außer Frage steht: Wohlstand und Hygiene tragen wesentlich zur Vermeidung von Infektionskrankheiten bei. Beispielsweise sind die Versorgung mit sauberem Trinkwasser und die Etablierung einer guten Händehygiene unerlässlich für die Prävention von Hepatitis A, Typhus oder Cholera. Viele Infektionen sind bereits vor Einführung der Impfungen z.B. durch verbesserte hygienische Bedingungen oder eine bessere Ernährung zurückgegangen. Es ist jedoch nicht zu erwarten, dass verbesserte hygienische Bedingungen zu einer so deutlichen Senkung des Auftretens von Infektionen führen wie Impfungen. So werden manche Erreger wie die Masern-, Hepatitis-B-, Polioviren ausschließlich im menschlichen Organismus beherbergt und von Mensch zu Mensch weitergegeben, etwa durch sexuelle Kontakte oder durch Anhusten.

Es ist zwar richtig, dass beispielsweise Masernerkrankungen bei unterernährten Kindern oft besonders schwer verlaufen. Eine Erkrankung entwickelt aber fast jeder, der ungeschützt ist und das Masernvirus aufnimmt. Je mehr Menschen in der Umgebung vor Masern geschützt sind, desto stärker sinkt die Wahrscheinlichkeit, mit dem Virus in Berührung zu kommen – weil Infektionsketten unterbrochen werden (»Herdenschutz«). Wenn über 95 Prozent der Bevölkerung einen Immunschutz gegen die Masern haben, lassen sich die Masern gänzlich ausrotten.

So gilt der süd- und nordamerikanische Kontinent infolge konsequenter Impfprogramme als praktisch masern- und seit 2015 auch als rötelnfrei. In einigen Ländern Afrikas, insbesondere in Ländern südlich der Sahara, sowie in Indien und Südostasien gehören die Masern dagegen immer noch zu den häufigen Todesursachen. Dort starben im Jahr 2014 immer noch etwa 115.000 Kinder an Masern. Die Weltgesundheitsorganisation (WHO) schätzt jedoch, dass durch Impfungen seit dem Jahr 2000 etwa 17 Millionen Todesfälle verhindert werden konnten. Langfristig strebt die WHO an, die Masern weltweit zu eliminieren. Diesem Ziel hat sich auch Deutschland angeschlossen.

»Mit Impfungen will die Pharmaindustrie nur Geschäfte machen.«

Privatwirtschaftliche Unternehmen in allen Branchen haben ein legitimes Interesse, mit ihren Produkten Geld zu verdienen. Die Pharmaindustrie macht hier keine Ausnahme. Allerdings sollte man sich klar machen, dass es einen großen finanziellen Unterschied zwischen dem Geschäft mit Arzneimitteln und dem mit Impfstoffen gibt. Von den knapp 194 Mrd. Euro, die die

Gesetzliche Krankenversicherung (GKV) im Jahr 2014 in Deutschland ausgegeben hat, entfielen 33 Mrd. Euro (17 Prozent) auf Arzneimittel und lediglich etwas mehr als 1 Mrd. Euro (0,65 Prozent) auf Impfstoffe. Ein Grund dafür ist, dass Medikamente etwa von chronisch Kranken ein Leben lang eingenommen werden müssen, während Impfstoffe in der Regel nur wenige Male verabreicht werden.

Aus Sicht der Pharmaindustrie ist das Geschäft mit Impfstoffen auch deshalb weniger attraktiv, weil die Herstellung von Impfstoffen weitaus komplexer und teurer ist als die von Arzneimitteln. So gibt es weltweit immer weniger Impfstoffhersteller, wozu auch wirtschaftliche Erwägungen beigetragen haben dürften. Andererseits sollte auch nicht außer Acht gelassen werden, dass durch Impfungen kostenintensive Behandlungen sowie auch Leid von Patienten vermieden werden. Dies wurde in vielen gesundheitsökonomischen Evaluationen errechnet.

Weiterführende Literatur

[1] https://www.aerzteblatt.de/archiv/77449/Geschichte-der-Medizin-Louis-Pasteur-Joseph-Meister-und-die-Tollwutimpfung

[2] https://de.wikipedia.org/wiki/Polioimpfstoff

[3] https://www.pei.de/DE/newsroom/veroffentlichungen-arzneimittel/sicherheitsinformationen-human/2005-1998/ablage2000-2005/2004-10-27-ms-hbv-studien.html

[4] https://www.pharmazeutische-zeitung.de/ausgabe-212018/impfen-mit-genen/

[5] https://www.trillium.de/zeitschriften/trillium-immunologie/archiv/ausgaben-2019/heft-32019/aus-der-klinischen-forschung/design-und-funktionsweise-von-vektor-basierten-impfstoffen.html

[6] https://de.wikipedia.org/wiki/Immunsystem

[7] Lynfield, R., & Daum, R. S. (2014). The complexity of the resurgence of childhood vaccine-preventable diseases in the United States. Current Pediatrics Reports, 2(3), 195-203.

[8] https://de.wikipedia.org/wiki/Ebolafieber

[9] https://www.nih.gov/news-events/news-releases/promising-interim-results-clinical-trial-nih-moderna-covid-19-vaccine

https://www.astrazeneca.com/media-centre/press-releases/2020/azd1222hlr.html

https://www.pfizer.com/news/

press-release/press-release-detail
pfizer-and-biontech-conclude-phase-3-study-covid-19-vaccine

[10] https://www.akdae.de/Arzneimitteltherapie/AVP/Artikel/201901-2/031h/index.php

[11] https://de.wikipedia.org/wiki/Arzneimittelzulassung

[12] https://de.wikipedia.org/wiki/Arzneimittelzulassung

[13] https://www.ema.europa.eu/en, https://www.fda.gov/

[14] https://de.wikipedia.org/wiki/Gute_Herstellungspraxis

[15] https://de.wikipedia.org/wiki/Gute_klinische_Praxis

[16] https://www.ich.org/

[17] https://de.wikipedia.org/wiki Arzneimittelgesetz_(Österreich)

[18] https://de.wikipedia.org/wiki/Pharmakovigilanz

[19] https://de.wikipedia.org/wiki/Pharmaforschung

[20] https://de.wikipedia.org/wiki/Rotavirusimpfstoff

[21] https://www.ncbi.nlm.nih.gov/pmc/articles/PMC2870557/

[22] https://www.ema.europa.eu/en/news/covid-19-how-ema-fast-tracks-development-support-approval-medicines-vaccines

[23] https://www.ema.europa.eu/en/news/covid-19-how-ema-fast-tracks-development-support-approval-medicines-vaccines

[24] World Health Organization. (2011). Rotavirus vaccine and intussusception: report from an expert consultation: Introduction. Weekly Epidemiological Record= Relevé épidémiologique hebdomadaire, 86(30), 317-321.

[25] https://www.who.int/immunization/diseases/rotavirus/en/

[26] https://de.wikipedia.org/wiki/Denguefieber

[27] https://www.pfizer.com/news/press-release/press-release-detail/pfizer-and-biontech-conclude-phase-3-study-covid-19-vaccine

[28] http://www.rki.de/DR/Content/Infekt/Impfen/Bedeutung/Schutzimpfungen_20_Einwaende